Yosra Gassara
Oumayma Belghith
Zohra Nouira

# Implantes de zircónio de uma só peça

Yosra Gassara
Oumayma Belghith
Zohra Nouira

# Implantes de zircónio de uma só peça

ScienciaScripts

**Imprint**



Cover image: www.ingimage.com

This book is a translation from the original published under ISBN 978-620-6-77393-1.

Publisher:
Sciencia Scripts
is a trademark of
Dodo Books Indian Ocean Ltd. and OmniScriptum S.R.L publishing group

120 High Road, East Finchley, London, N2 9ED, United Kingdom
Str. Armeneasca 28/1, office 1, Chisinau MD-2012, Republic of Moldova, Europe
Printed at: see last page
**ISBN: 978-620-8-05953-8**

Laboratório de Investigação de Oclusodontia e Próteses Cerâmicas
LR16ES15

# Implantes de zircónio de uma só peça


## Yosra Gassara

DDM, Departamento de
Dentisteria Protética Fixa
, Investigação
Laboratório de Oclusodontia
e Próteses Cerâmicas
LR16ES15, Faculdade de Medicina Dentária
Medicina,
Universidade de Monastir,
Monastir, Tunísia
chouchengassarayosra@
gmail.com

## Oumayma Belguith

DDM, Departamento de
Prótese Dentária Fixa
,
Laboratório de
Investigação
de Oclusodontia
e Próteses Cerâmicas
LR16ES15, Faculdade de
Medicina
Dentária
, Universidade de Monastir,
Monastir, Tunísia
belguithoumayma0@gmail.com

## Zohra Nouira

Professor, Departamento de
Dentisteria Protética Fixa,
Laboratório de Investigação de

Oclusodontia
e Próteses Cerâmicas
LR16ES15, Faculdade de
Medicina Dentária,
Universidade de Monastir,

Monastir, Tunísia
zohranouira@gmail.com

# AGRADECIMENTOS

**Os autores gostariam de agradecer aos professores do departamento de prótese fixa:**

Prof. Mounir Cherif

Prof. Bel Hassan Harzallah, Prof. Jilani Saafi

Prof. Moncef Ommezine

**Por partilharem os seus conhecimentos e experiência,**
**pelo seu crescente encorajamento**
**e apoio para a realização deste trabalho.**
**Os seus conselhos e orientações permitem-nos sempre**
**atingir o nosso potencial máximo**

# Implantes de zircónio de uma só peça

**Resumo:**
Os implantes dentários de zircónio estão disponíveis há muito tempo e, à primeira vista, podem ter apenas interesse estético. No entanto, este trabalho destaca os dados actuais destes implantes. De acordo com os dados examinados, os implantes de zircónia de peça única com as suas propriedades actuais são muito mais resistentes e permitem uma distribuição mais favorável das restrições em comparação com o Ti. Apresentam igualmente uma excelente biocompatibilidade e propriedades antimicrobianas. Os implantes de zircónia de uma só peça resolvem os problemas estéticos encontrados com os implantes de Ti, especialmente se o biótipo gengival for fino, bem como os problemas de hipersensibilidade. A indicação dos implantes de uma só peça parece ser limitada de momento, mas com a evolução da implantação assistida, as suas aplicações serão cada vez mais utilizadas.

**Palavras-chave:** implante de uma só peça, zircónio, atualidade, propriedades mecânicas e biológicas, resultados estéticos.

# Índice

CAPÍTULO 1: TIPOS DE IMPLANTES ........ 7

CAPÍTULO 2: PROPRIEDADES DOS IMPLANTES DE ZIRCÓNIO DE PEÇA ÚNICA ........ 21

CAPÍTULO 3: VANTAGENS DOS IMPLANTES DE ZIRCÓNIA DE PEÇA ÚNICA ........ 40

CAPÍTULO 4: APLICAÇÕES CLÍNICAS ........ 57

CAPÍTULO 5: CASOS CLÍNICOS ........ 69

REFERÊNCIAS ........ 83

## LISTA DE ABREVIATURAS

| | |
|---|---|
| **Al2O3** | : Aluminium oxide |
| **ATZ** | : Alumina-hardened zirconia |
| **BIC** | : The percentage of bone-implant contact |
| **CBCT** | : Cone-beam computed tomography |
| **CHA** | : Carbonate hydroxyapatite |
| **DICOM** | : Digital Imaging and Communication in Medicine |
| **EG** | : Immediate extraction with bone graft site |
| **HIP** | : Hot isostatic press |
| **HS** | : Healed edentulous site |
| **IOS** | : Intraoral scanner |
| **Mg** | : Magnesium |
| **MPa** | : Von Mises stress |
| **PDA** | : Polydopamine |
| **PES** | : Pink aesthetic score |
| **RB** | : Site with vertical periodontal defect |
| **RT** | : Withdrawal torque |
| **S** | : Streptococcus |
| **STL** | : Standard Tessellation |
| **Ti Cp** | : Commercially pure titanium |
| **Ti** | : Titanium |
| **TiO2** | : Titanium dioxide |
| **Ti-Zr** | : A titanium-zirconium alloy |
| **TZP** | : Tetragonal zirconia polycrystal |
| **WES** | : White aesthetic score |
| **Y-TZP** | : Yttrium-stabilized tetragonal zirconia polycrystal |
| **Zr** | : Zirconia |
| **ZrO2** | : Zirconium dioxide |

# CAPÍTULO 1: TIPOS DE IMPLANTES

**Yosra Gassara, Oumayma Belguith, Zohra Nouira**

## Introdução

Os implantes dentários tornaram-se uma solução terapêutica bem estabelecida para a reabilitação protética após a perda de dentes.

Além disso, a implantologia é uma especialidade em rápida evolução e os médicos têm de atualizar constantemente as suas informações para acompanhar o ritmo.

O titânio continua a ser o material de eleição para implantes dentários. É utilizado há décadas, mas tem algumas limitações, como reacções de hipersensibilidade, toxicidade e descoloração cinzenta inestética.

Com as crescentes exigências estéticas dos pacientes, e por vezes a procura de restaurações não metálicas, acreditamos que o aparecimento do material cerâmico, o zircónio, preenche estas lacunas e pode ser utilizado como alternativa ao titânio.

Atualmente, a maioria dos implantes de zircónia produzidos são implantes de uma só peça. No entanto, foram levantadas várias preocupações relativamente ao sucesso clínico e à fiabilidade dos implantes de zircónia de uma só peça.

No primeiro capítulo deste trabalho, apresentamos uma introdução geral aos implantes dentários, juntamente com uma descrição do implante de zircónio de peça única e o seu desenvolvimento.

No segundo capítulo, discutiremos as propriedades actualizadas dos implantes de zircónio de peça única.

Na terceira secção, discutimos os benefícios dos implantes de zircónio de peça única, as suas aplicações clínicas e limitações.

No último capítulo, apresentamos dois casos clínicos.

# 1. Panorama histórico: Evolução dos materiais [10,12,21,49,57,91]

As primeiras tentativas de implantar dentes remontam ao antigo Egito, e os primeiros "implantes" eram dentes de animais.
O primeiro material xenogénico moderno utilizado em implantologia foi o ouro. Desde então, os materiais utilizados em implantologia evoluíram ao longo das décadas e, no século XIX, para além do ouro, começaram a ser utilizados outros materiais: platina, irídio, chumbo, borracha e porcelana.
Em 1965, o Prof. Branmark foi pioneiro na utilização de implantes de titânio.
O primeiro implante semelhante aos modernos foi criado por Strock em 1983, numa liga de cobalto-molibdénio.
Ao mesmo tempo que surgiram os primeiros implantes de titânio, foram desenvolvidos implantes de cerâmica à base de óxido de alumínio (Al2O3). No entanto, em comparação com os implantes de titânio, estes desempenhavam apenas um papel secundário e não conseguiram ganhar aceitação devido a um maior risco de fratura e à falta de osseointegração. Como resultado, foram retirados do mercado.
Ao mesmo tempo, a procura de alternativas estéticas e não metálicas ao titânio continuou, e a zircónia (Zr) surgiu como material de implante dentário.
Assim, na última década, foram desenvolvidas novas estratégias para proporcionar estabilidade a longo prazo com resultados funcionais, estéticos e fonéticos óptimos.
Por outro lado, a tecnologia digital está cada vez mais integrada para melhorar a precisão, minimizar a invasividade e satisfazer os requisitos estéticos.

# 2. Classificação [21,27]

## 2.1. Dependendo do tipo de material

### 2.1.1. Implante de titânio

O titânio comercialmente puro (Ti Cp) foi o material escolhido devido à sua elevada biocompatibilidade e resistência à corrosão.

No entanto, para melhorar as propriedades mecânicas, têm sido utilizadas ligas de titânio como Ti-Au, Ti-Cp, Ti-In, Ti-Sn, Ti-Pb, Ti-Cu e Ti-Nb.

Uma liga de Ti-Zr (titânio 83-87% e zircónio 13-17%) é atualmente muito popular, uma vez que tem propriedades mecânicas superiores às das ligas anteriormente utilizadas, bem como uma elevada resistência à corrosão. (Figura 1)

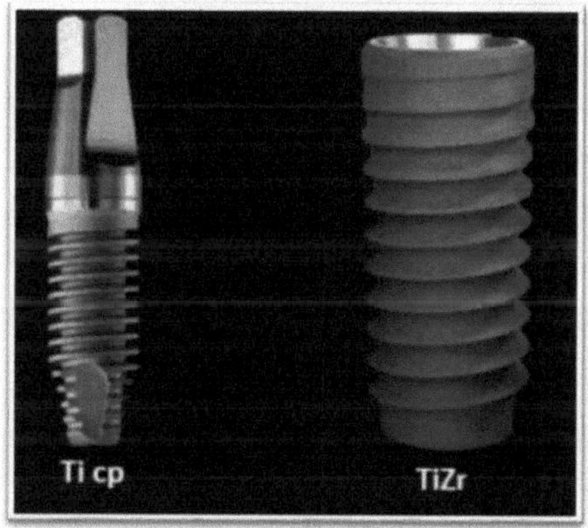


**Figura 1: Exemplos de implantes dentários em liga de titânio [14].**

### 2.1.2. Implante de zircónio

Estes implantes são fabricados a partir da forma de óxido de zircónio (ZrO2) e são implantes "cerâmicos" com propriedades óptimas de biocompatibilidade e de osseointegração. Para além das suas propriedades mecânicas.

Uma vez que as ligas de titânio são utilizadas em concentrações elevadas, foram introduzidas especificamente para áreas estéticas e em doentes que podem ser potencialmente alérgicos ao titânio (Figura 2).

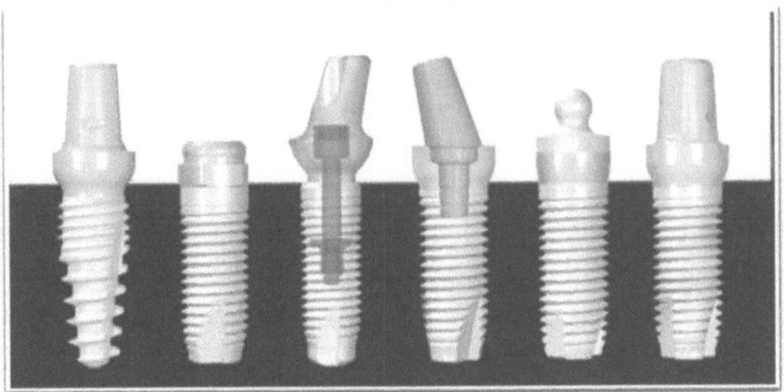

**Figura 2: Implantes de zircónia [94]**

## 2.2. Dependendo do comprimento

Embora, tradicionalmente, o conceito fosse colocar implantes "o maior tempo possível" para uma boa osteointegração, a tendência atual com superfícies melhoradas é "o maior tempo necessário".

A introdução de implantes mais curtos tem como objetivo reduzir a invasividade. Dependendo do seu comprimento, os implantes podem ser classificados como: (Figura 3)

- **Extra-curto**: 6 mm de comprimento ou menos.
- **Curto**: de mais de 6 mm a menos de 10 mm.
- **Padrão**: **De** 10 mm a menos de 13 mm.
- **Comprimento**: superior a **13** mm.

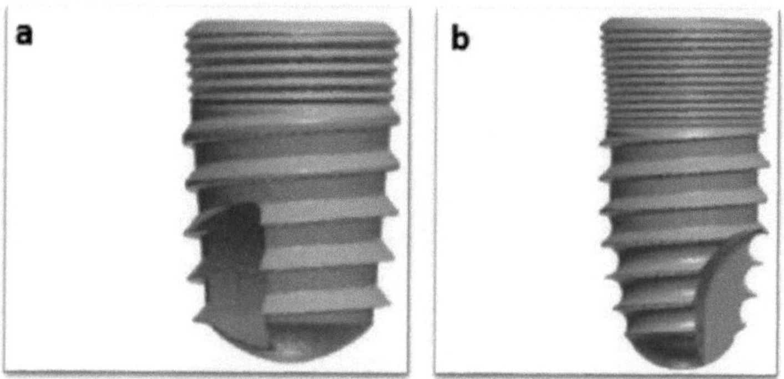

Figura 3: a: implante curto (6mm) b: implante padrão (10mm) [86]

## 2.3. Dependendo do diâmetro

Anteriormente, eram utilizados implantes cujo diâmetro era tão largo quanto o dente a ser substituído. A evolução dos conceitos de "jumping gap", preservação do córtex vestibular e posição tridimensional óptima, combinada com superfícies melhoradas, encorajou diâmetros ligeiramente mais estreitos do que as tendências anteriores. Os implantes extra-estreitos e estreitos são utilizados em locais deficientes.

De acordo com o seu diâmetro, os implantes podem ser classificados em: (Figura 4)

- **Extra estreito**: menos de 3,0 mm.
- **Estreito**: De 3,0 mm a menos de 3,75 mm.
- **Padrão**: De 3,75 mm a menos de 5 mm.
- **Largura**: 5,0 mm ou mais.

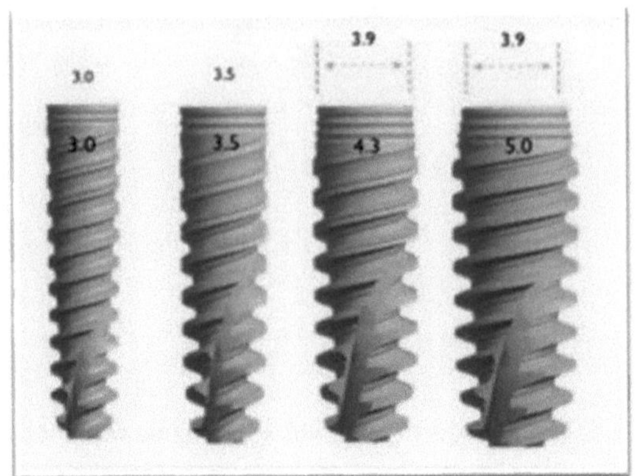



**Figura 4: Diferentes diâmetros de implantes dentários [33].**

## 2.3. Dependendo do número de elementos

### 2.3.1. Implantes de uma só peça

Os implantes dentários monobloco são semelhantes aos implantes tradicionais, com a única diferença de que o pilar é uma parte integrante do implante.

A principal vantagem deste implante dentário é o facto de não existirem ligações. Ambas as partes são numa só peça e feitas do mesmo material (Figura 5). Depois, basta adicionar a prótese por cima.

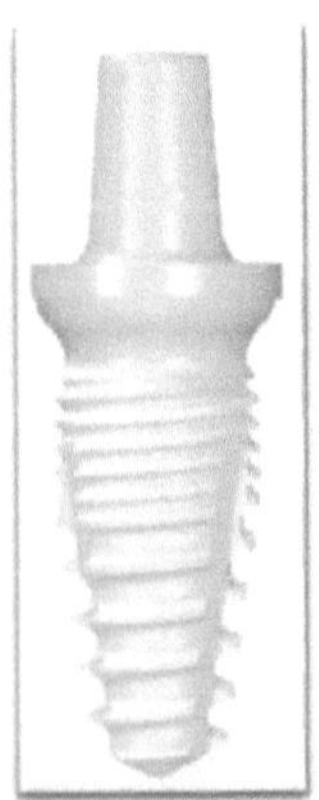

**Figura 5: Implante Ativo Cónico de uma só peça. [94]**

### 2.4.2. Sistemas de fase única

Nestes sistemas, o pilar e a restauração formam uma única unidade. O kit é fixado ao implante. Assim, existe apenas uma ligação. (Figura 6)

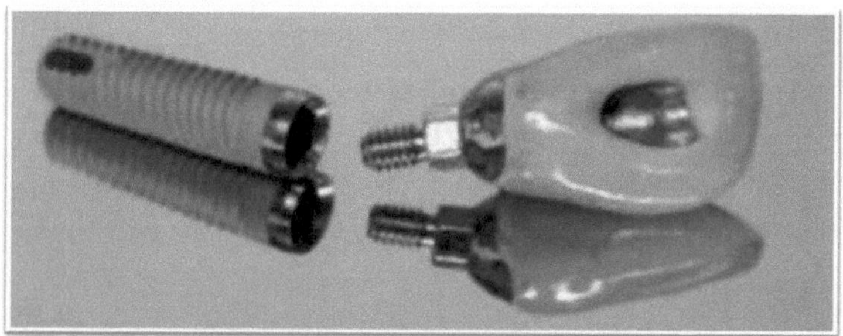

**Figura 6: Implante de fase única [90].**

### 2.4.3. Sistemas de duas fases

O pilar é ligado ao implante e, em seguida, a prótese é ligada ao pilar através de cimentação ou aparafusamento. Existem assim duas ligações. (Figura 7)

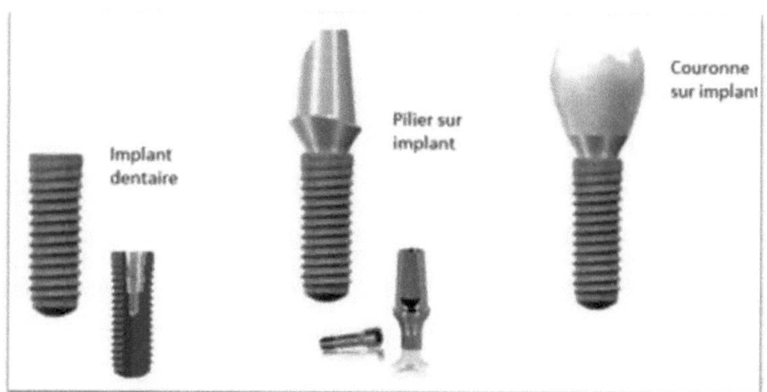


**Figura 7: Um implante de duas peças. [92, 94]**

# 3. O implante de zircónia de uma só peça [57, 89]

## 3.1. Composição

As cerâmicas tradicionais tendem a ser duras e frágeis. No entanto, os materiais à base de zircónia podem ser resistentes à fratura.

O zircónio puro tem 3 fases principais: (figura 8)

- Monoclínico (m) à temperatura ambiente
- T etragonal (t) acima de ~1.170°C
- Cúbico (c) acima de ~2.370°C.

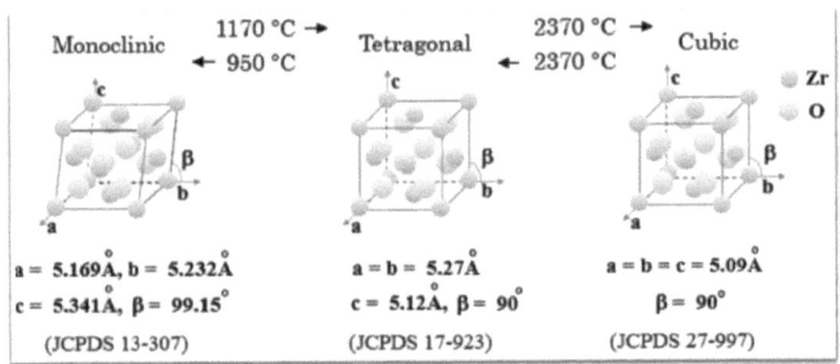


**Figura 8: Representação esquemática da transformação de fase do ZrO2 puro pela temperatura. [30]**

O ZrO2 apresenta uma estrutura cristalina reticular que depende das condições de temperatura devido às suas propriedades alotrópicas. A procura das melhores propriedades mecânicas limita a utilização da zircónia na fase tetragonal.

Para estabilizar o zircónio nesta fase à temperatura ambiente, podem ser adicionados óxidos com propriedades diferentes, como o óxido de ítrio ou o óxido de cério.

Atualmente, a comunidade dentária está a concentrar-se principalmente na zircónia estabilizada com ítrio. Com a adição de óxido de ítrio (Y-TZP: policristal de zircónia tetragonal estabilizada com ítrio), a fase cristalina tetragonal pode ser estabilizada à temperatura ambiente. Isto permite que os grãos de ZrO2 metaestáveis resistam à propagação de fissuras. De facto, o Y-TZP tem uma resistência excecionalmente elevada (>1200 MPa), tornando-o adequado para utilização como material de implante dentário. (Figura 9)

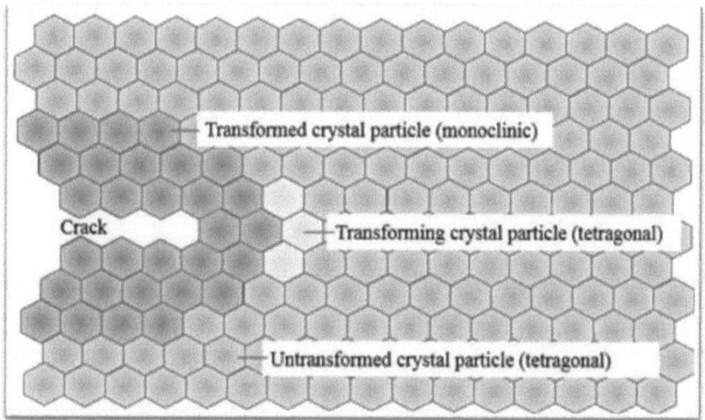


**Figura 9: Diagrama da transformação induzida por tensão da fase tetragonal para a fase monoclínica, gerando resistência à extensão das microfissuras. [30]**

## 2.4. Morfologia

O implante de uma só peça é anatomicamente semelhante a um dente com um coto coronal pré-cortado. Não tem ligações. (Figura 10)

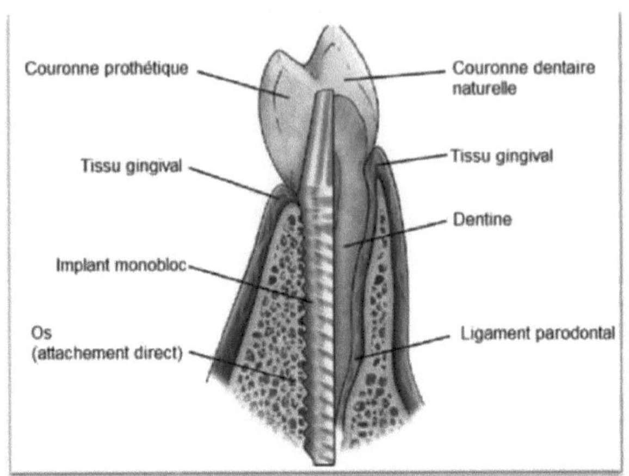


**Figura 10: Representação esquemática das diferenças entre um implante de uma só peça e um dente em secção longitudinal [21].**

É constituído por uma parte endóssea rugosa, um colo e um pilar que está em contacto com a cavidade oral e que receberá posteriormente a prótese.

## 2.5. Evolução do implante cerâmico [11,72]

Os implantes cerâmicos parecem estar a regressar, após as suas primeiras aplicações clínicas nas décadas de 1960 e 1970. De facto, foi apenas em 1969 que o primeiro implante cerâmico, feito de alumina policristalina para ser mais preciso, foi desenvolvido por Sandhaus (Figura 11).

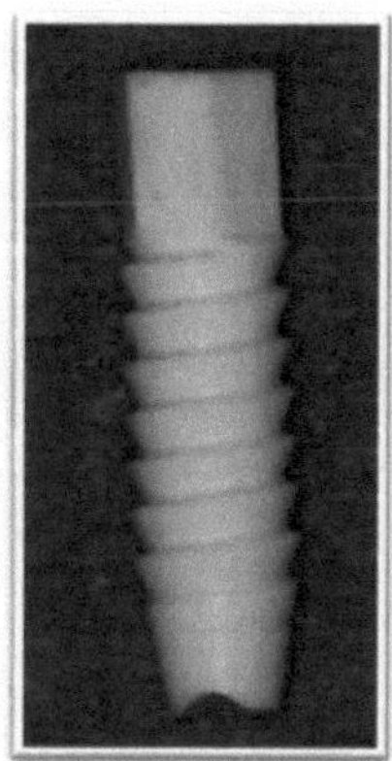

**Figura 11: Implante dentário de Sandhaus, 1969. [54]**

O implante dentário Sandhaus foi um grande sucesso clínico e levou ao desenvolvimento de outros dispositivos de alumina sinterizada.

Na década de 1970, foi desenvolvido o implante Frialit 1, também conhecido como implante Tübingen (Friadent, Alemanha). (Figura 12)

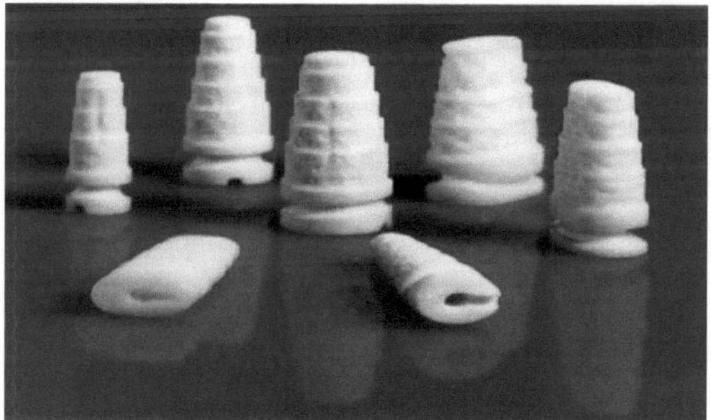

**Figura 12: Implantes dentários de Tübingen. [54]**

Em 1984, foi introduzido o sistema de implantes bionit.

Em meados dos anos 80, surgiu o implante cerâmico Anchor. Ao mesmo tempo, investigadores japoneses estavam a seguir uma abordagem totalmente diferente. Para ultrapassar os defeitos mecânicos da cerâmica policristalina da altura, propuseram um implante de alumina monocristalino com o nome comercial Bioceram®. (Figura 13)

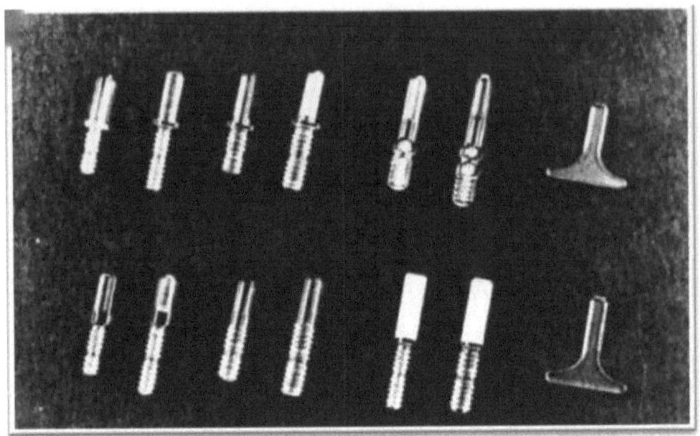

**Figura 13: Implantes dentários Bioceram®. [54]**

Estes implantes dentários de alumina ofereciam uma boa biocompatibilidade e integração estética. No entanto, apresentavam algumas desvantagens em termos de design, rigidez e baixa resistência à fratura.

A baixa resistência à flexão dos implantes e os defeitos introduzidos durante a retificação da superfície da parte coronal provocaram fracturas frequentes, o que levou ao seu desaparecimento em favor dos implantes dentários de titânio.

A última tendência em implantes cerâmicos é baseada no dióxido de zircónio (também conhecido como zircónia).

A zircónia foi inicialmente introduzida na medicina dentária para o fabrico de postes endodônticos, coroas/pontes, brackets ortodônticos estéticos e pilares de implantes.

Nos anos 90, a zircónia fez a sua aparição na implantologia com o implante Sigma (Incermed, Suíça).

Depois, no início dos anos 2000, surgiu o implante Z-look (Z-systems, Alemanha). É formado por zircónio 3Y-TZP obtido pelo processo HIP (Hot Isostatic Pressing). (Figura 14)

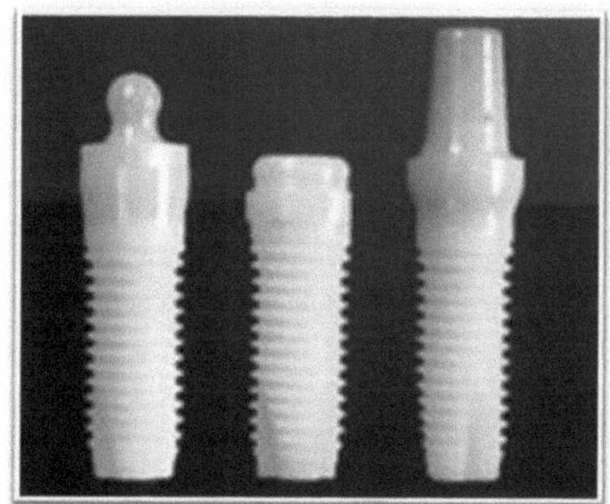

**Figura 14: Implantes Z-look (Z-systems, Alemanha) [64].**

Desde então, o desenvolvimento industrial dos implantes de zircónio acelerou. Em 2014, o grupo suíço Straumann ofereceu implantes de zircónio com uma tonalidade próxima da dentina (Figura 15).

Atualmente, estão disponíveis para os profissionais vários sistemas de implantes de zircónio monobloco. (Figura 16)

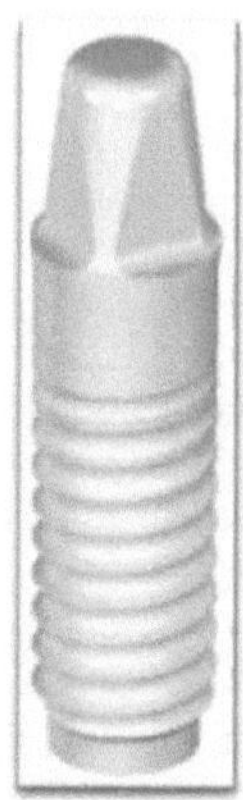

**Figura 15: Implante Straumann® [93].**

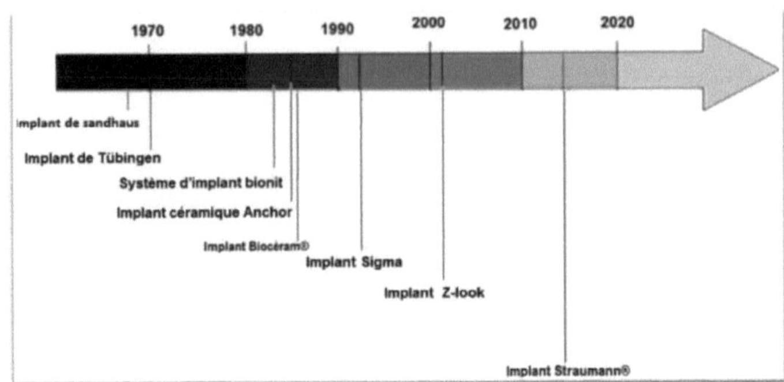


**Figura 16: Evolução dos implantes cerâmicos**

# CAPÍTULO 2: PROPRIEDADES DOS IMPLANTES DE ZIRCÓNIO DE PEÇA ÚNICA

**Yosra Gassara, Oumayma Belguith, Zohra Nouira**

## Introdução

Recentemente, o implante de uma só peça de policristal de óxido de zircónio tetragonal (Y-TZP) foi proposto como alternativa aos implantes de titânio, devido à sua cor dentária, resistência à formação de placa, biocompatibilidade e propriedades mecânicas adequadas. No entanto, as suas propriedades precisam de ser estudadas em maior profundidade.

## 1. Compatibilidade dos tecidos [56,87]

Uma vez que o implante de zircónio entra em contacto com muitos tecidos, deve ter uma compatibilidade de superfície óptima com o osso e os tecidos moles, bem como propriedades antimicrobianas com a mucosa exposta (Figura 17).

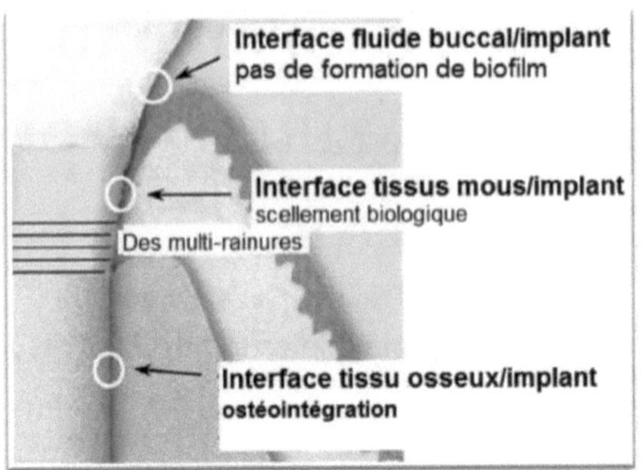


**Figura 17: Esquema de um implante de zircónio compatível com os tecidos. [87]**

## 1.1. Interface osso/implante (osseointegração)

Em implantologia, a osseointegração é um processo biológico dinâmico descrito como o contacto direto do tecido ósseo com a superfície do implante, que depende de factores relacionados com o implante, o local da cirurgia, o tipo de osso e o estado geral do doente.

Existem diferentes formas de o avaliar:

- percentagem de contacto osso-implante (BIC)
- binário de arranque (RT)
- ensaios de afundamento
- volume e densidade óssea.

É bem sabido que a topografia da superfície, a química e a micro-rugosidade são factores que influenciam a velocidade e a qualidade da formação de novos tecidos.

### 1.1.1. Influência da topografia da superfície [2,69]

Os implantes de zircónio com uma superfície modificada Osseointegramse mais rapidamente do que os implantes com uma superfície não tratada e são também mais estáveis no osso (Figura 18).

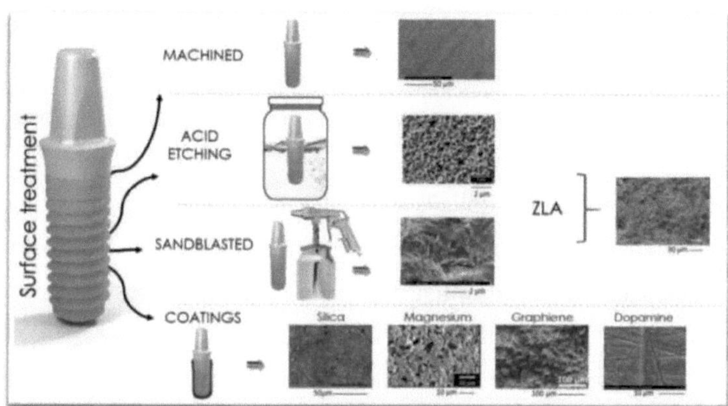


**Figura 18: Esquemas e imagens com diferentes modificações da superfície da zircónia. [69]**

De facto, foi demonstrado que:

- Os implantes em zircónio maquinado melhoram a osseointegração e a atividade antibacteriana.
- A granalhagem e a acidificação da zircónia melhoram a osteogénese. Deve ser efectuada com partículas lisas e redondas para evitar microfissuras.
- Os implantes de zircónia de uma só peça com microthreading induzem menos stress no osso cortical, protegendo a formação óssea peri-implantar durante o período inicial de cicatrização.
- A modificação da superfície com um revestimento fino de fosfato de cálcio é útil para produzir uma osteogénese rápida e uma forte osseointegração.
- Um revestimento fino de hidroxiapatite contendo carbonato (CHA) com um precursor molecular combinado com uma solução de complexo EDTA-cálcio para implantes de zircónia aumenta a

resposta celular e a osteogénese no tecido ósseo.

- H. Kanekoet al.,[37] demonstraram que a adesão celular inicial de células semelhantes a osteoblastos foi melhorada, e foram observados avanços marcados nos filamentos de actina na superfície de zircónia revestida com CHA em comparação com a superfície de zircónia nua.
- Os revestimentos de sílica podem aumentar a bioatividade da zircónia, promovendo a formação de hidroxiapatite em contacto com fluidos corporais, estimulando a proliferação de osteoblastos na superfície do implante, acelerando assim a osseointegração.
- O revestimento de magnésio (Mg) promove a proliferação de osteoblastos, melhorando a bioatividade da zircónia. Além disso, a adição de outros elementos, como o azoto e o carbono, melhorou as propriedades biológicas e mecânicas da zircónia.
- O revestimento de polidopamina (PDA) melhora as propriedades antimicrobianas e facilita a adsorção de proteínas e a adesão celular, acelerando assim os processos biológicos como a osteointegração.
- O grafeno pode atuar como um revestimento de superfície biocompatível para melhorar as propriedades tribológicas dos implantes e reduzir o desgaste.
- Os tratamentos super-hidrofílicos que envolvem a aplicação de plasma de oxigénio e luz ultravioleta melhoraram a fixação inicial de células semelhantes a osteoblastos (Figura 19).

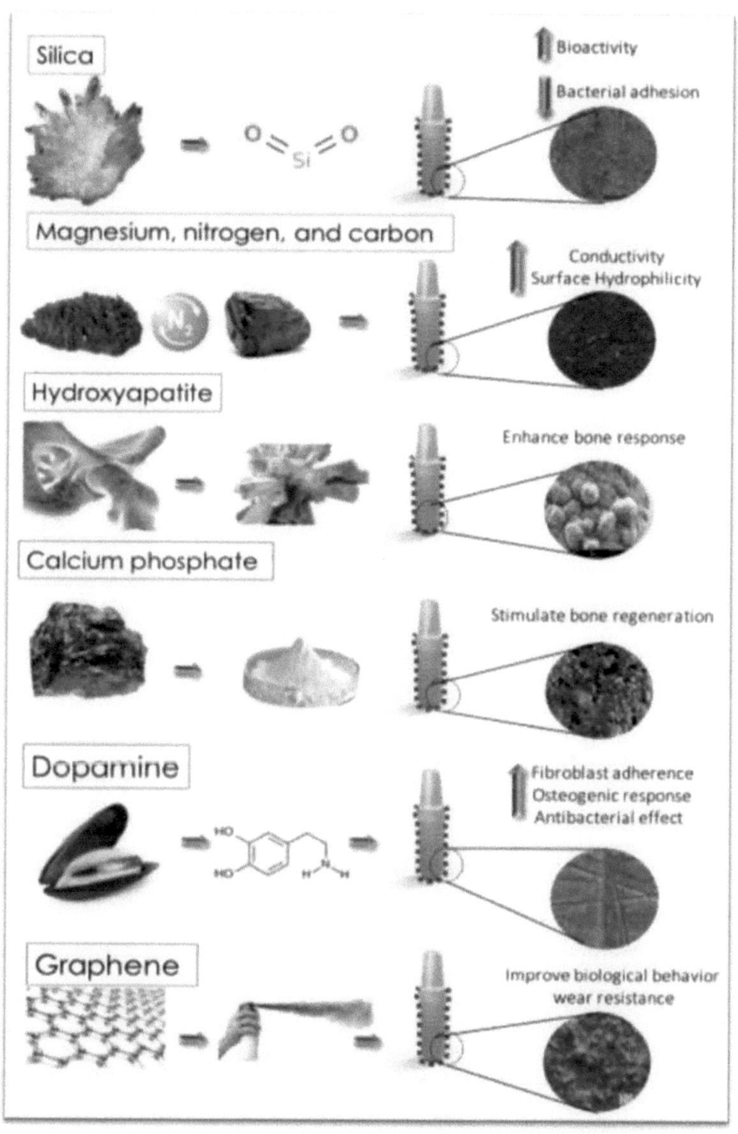


**Figura 19: Revestimentos de zircónia com vantagens biológicas em termos de bioatividade, osteointegração e efeitos antibacterianos [69].**

### 1.1.2. Comparação da osteointegração de um implante de zircónia com um implante de titânio [28,47].

A osteointegração dos implantes de zircónia é semelhante à dos implantes de titânio. Nishihara et al, [47] relataram que não foram relatadas diferenças significativas na maioria dos estudos em animais nos valores BIC e RT entre implantes de zircónia e titânio, independentemente da modificação da superfície. Os valores BIC variaram de 25 a 88% para o titânio e de 24 a 85% para a zircónia. Os valores RT variaram de 7 a 74 N para o titânio e de 9 a 78 N para a zircónia.

## 1.2. Interface tecido mole/implante (fibrointegração)

À volta de um implante de zircónio, teremos uma mucosa do mesmo tipo que a que envolve o dente natural, ou seja

- Um epitélio queratinizado na gengiva anexa e na mucosa oral.
- Um epitélio não queratinizado no sulco.
- O epitélio juncional à volta do implante é fino, ao passo que é constituído por várias camadas à volta do dente, aderidas pela membrana basal e pelos hemidesmossomas, formando uma barreira biológica.
- O tecido conjuntivo é constituído em grande parte por fibras de colagénio. Estas fibras são inseridas no dente através de hemidesmossomas e correm perpendicularmente à superfície do dente, actuando como uma ligação entre o epitélio juncional e o cemento. Na mucosa peri-implantar, as fibras de colagénio são inseridas no rebordo alveolar e correm paralelamente à superfície do implante.

Assim, os implantes dentários carecem das estruturas que mantêm a continuidade entre o epitélio e o tecido conjuntivo. De facto, o epitélio peri-implantar tem uma capacidade reduzida de atuar como um mecanismo de defesa proliferativo em comparação com o epitélio juncional. (Fig. 20)

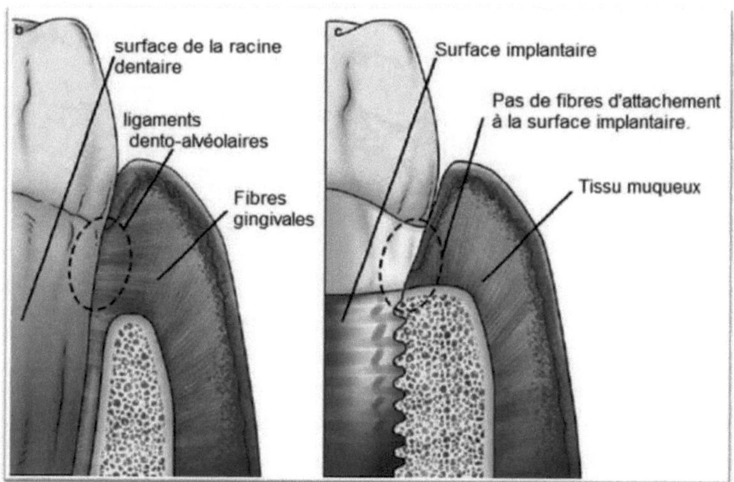


**Figura 20: Uma representação esquemática das diferenças biológicas entre um implante e um dente em secção longitudinal. [21]**

Para evitar a invasão bacteriana do epitélio, é necessário um sistema de selagem biológica:

**κ Molhabilidade da zircónia :**

Promove a adsorção de proteínas e a fixação e disseminação de fibroblastos. A zircónia é altamente biocompatível, com potencial para fixação de tecidos moles. O estudo de Pol et al, [56] demonstra o estado saudável do tecido mole peri-implantar e confirma a elevada biocompatibilidade da zircónia.

O implante de zircónia de uma só peça oferece uma integração dos tecidos moles ligeiramente mais madura do que a sua contraparte de titânio.

No estudo de Linares et al. [45], foi observado um conteúdo de colagénio significativamente mais elevado e um comprimento do epitélio sulcular mais curto à volta dos implantes de zircónia (0,76 mm, versus 1,4 mm para implantes de titânio). A largura biológica foi de 2,3 mm para os implantes de titânio e 2,85 mm para os implantes de zircónia (Figuras 21 e 22).

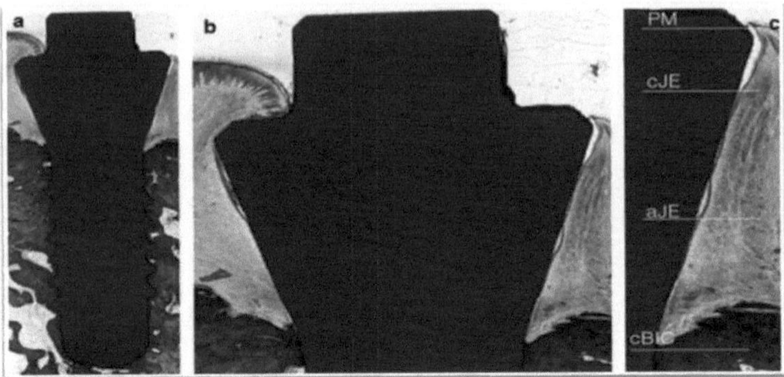


**Figura 21: Implante de zircónio 8 semanas após a colocação (a) Secção mesio-distal. (b) Secção mesio-distal com maior ampliação. (c) Área distal da mesma amostra mostrando os comprimentos das medidas histométricas do tecido mole. Coloração de parangon. [45]**

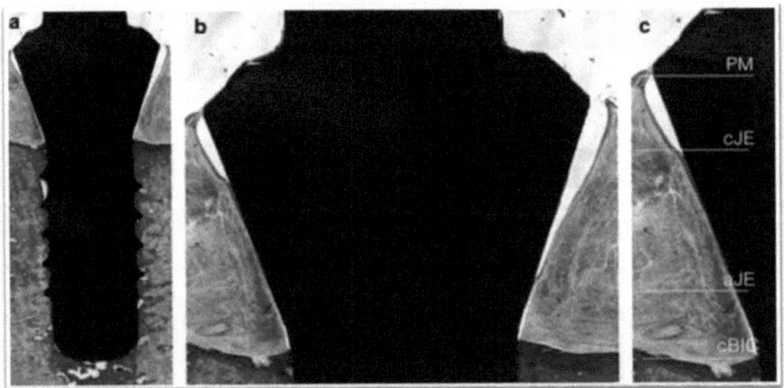


**Figura 22: Implante de titânio 8 semanas após a colocação (a) Secção mesio-distal. (b) Secção mesio-distal com maior ampliação. (c) Área mesial da mesma amostra mostrando os comprimentos das medições histométricas dos tecidos moles. Coloração de Parangon [45]. aJE: extremidade apical do epitélio juncional. cBIC: a maioria dos contactos entre o osso coronal e o implante. cJE: a maioria dos contactos entre o epitélio coronal e o implante. PM: parte marginal**

**da mucosa peri-implantar.**

- **Multi-ranhuras:**

Uma combinação de macro e micro-ranhuras é útil para a produção de matriz extracelular guiada por contacto. Estas topografias de superfície ajudam a fornecer uma vedação biológica à volta dos implantes de zircónio.

- **A superfície de zircónio tratada com plasma de oxigénio:**

Este tratamento aumenta a capacidade de fixação inicial dos queratinócitos orais. Para além disso, o tempo de processamento deste método é baixo, cerca de 10 s.

## 1.3. Interface fluido oral/implante [5,15]

A peri-implantite é definida como uma condição patológica que ocorre nos tecidos que rodeiam os implantes dentários, caracterizada por inflamação do tecido conjuntivo peri-implantar e perda óssea crestal progressiva [70]. O biofilme é formado principalmente por bactérias de colonização precoce (estreptococos), mas também é formado por bactérias patogénicas de colonização tardia, incluindo bactérias periodontais. Por conseguinte, é importante manter a superfície dos implantes dentários exposta à cavidade oral (interface fluido oral/implante) livre de biofilme para prevenir a peri-implantite. Existem pelo menos dois métodos para inibir a formação de placa microbiana:

- A primeira consiste em inibir a adesão inicial das bactérias orais ao implante
- superfície, que é fortemente influenciada por cargas eléctricas.
- A segunda é inibir a colonização de bactérias orais, o que implica uma atividade antimicrobiana de superfície.

### 1.3.1. Adesão inicial de bactérias orais [5, 49, 58].

Na peri-implantite, a placa subgengival e submucosa contém espécies de estreptococos, incluindo Streptococcus sanguinis, S. gordonii, S. oral e S. mutante. Os estreptococos desempenham um papel relevante na peri-implantite como bactérias colonizadoras precoces. Em termos de índices de placa, os implantes de zircónia são caracterizados por uma baixa acumulação de placa. O estudo de Balmer et al [5] mostrou que o aparecimento de placa nos implantes de zircónia era consistentemente mais baixo do que nos dentes. Além disso, um estudo in vitro realizado por S. Roehling et al, [58] mostrou que a formação de biofilme foi significativamente reduzida nas superfícies de zircónia em comparação com as superfícies de titânio. A adesão microbiana à superfície dos implantes de titânio é mais frequente, em comparação com a superfície dos implantes de zircónia monobloco. De facto, um estudo recente de Oda et al [49] avaliou a adesão de estreptococos a discos de titânio (Ti Cp) e zircónia (policristal de zircónia tetragonal: TZP). Nos testes de adesão celular e nas observações do microscópio eletrónico de varrimento, a adesão de S. sanguinis, S. gordonii e S. oral ao TZP foi inferior à do Ti Cp (Fig. 24 A, B, C). No entanto, não foi observada qualquer diferença na adesão de S. mutante entre espécimes (figura 23 D).

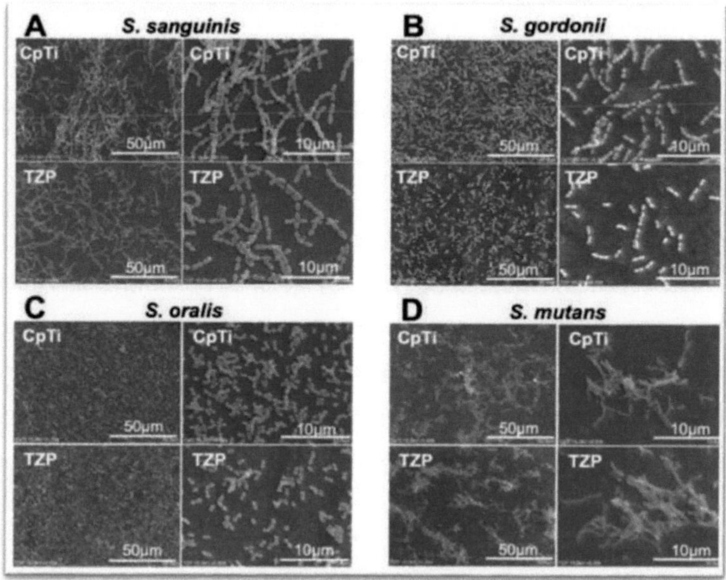


**Figura 23: Imagens de microscópio eletrónico de varrimento de bactérias em titânio (TiCp) e zircónia (TZP). [49]**

### 1.3.2. Atividade antimicrobiana [87]

A modificação da superfície da zircónia com fluoretos inibe o crescimento de bactérias periodontais. A irradiação de plasma à pressão atmosférica é eficaz para a atividade antimicrobiana da zircónia. Além disso, a modificação da superfície com moléculas conjugadas de péptidos de ligação à zircónia e péptidos antimicrobianos reduz a formação de biofilme em implantes de zircónia.

## 1.4. Corrosão [29]

A corrosão é o efeito de produtos corrosivos e a libertação de constituintes elementares para o ambiente circundante. Existem diferentes tipos de corrosão: corrosão húmida e corrosão seca. No ambiente oral, o tipo mais comum é a corrosão húmida ou eletroquímica, uma vez que a saliva actua como um eletrólito fraco. A resistência à corrosão é considerada uma das propriedades mais importantes dos materiais dos implantes. A zircónia é altamente resistente à corrosão, o que lhe permite ser utilizada numa variedade de ambientes.

### 1.5. A reação galvânica

A zircónia é um não-condutor de corrente eléctrica (a corrente eléctrica na cavidade oral manifesta-se através da presença de vários metais, sendo a saliva o eletrólito). Devido à sua não-condutividade, a possibilidade de crescimento e adesão de bactérias à superfície do implante de zircónia é baixa, criando um ambiente oral que promove uma gengiva saudável.

## 2. Propriedades biomecânicas [8,12,24,87,84]

### 2.2. Resistência à fadiga

O desbaste da superfície dos implantes de Ti por jato de granalha e ataque ácido, por exemplo, é geralmente utilizado para melhorar a osteogénese na interface implante/osso. No entanto, este tratamento de superfície aumenta o risco de introdução de defeitos ou microfissuras na superfície de zircónia. A Y-TZP pode sofrer degradação a baixa temperatura nas soluções aquosas encontradas no ambiente oral, o que pode levar a uma redução significativa da resistência e da tenacidade. A prensagem isostática a quente (HIP) e o aumento do teor de alumina são métodos utilizados para melhorar a resistência da zircónia convencional. Além disso, a Y-TZP HIP tem uma resistência à fadiga suficiente para aplicação em implantes dentários de peça única, mesmo com um diâmetro de 3,0 mm. Um estudo in vitro [87] avaliou a influência da rugosidade da superfície na resistência à fadiga da Y-TZP (Y-TZP convencional), Y-TZP HIP e NanoZr (Ce-TZP/Al2O3) (Tabela 1). O Y-TZP HIP apresentou uma maior resistência à fadiga do que os outros espécimes. (Figura 24)

**Tabela 1: Materiais utilizados e tratamento de superfície para ensaios de flexão biaxial em fadiga estática e cíclica [87]**

| Code | Composition (%massic) | Manufacturer | Sintering condition |
|---|---|---|---|
| Y-TZP | $ZrO_2$ balanced ;Y $O_{23}$ 5.16; Al $O_{23}$ 0.25 | Tosoh | 13500C, 2h, in air |
| Y-TZP HIP* | | | 13000C, 1h, 147MPa in the air |
| NanoZR | $ZrO_2$ balanced; Al $O_{23}$ 21.5; $CeO_2$ 10.6 | Panasonic health | 14500C, 2h, in air |
| *HIP: hot isostatic press | | | |
| **Code** | | **Treatment** | |
| MS | | Polished mirror at last with from the silica colloidal | |
| SB150 | | Shot blasting with 150 µm alumina. | |
| SB150E+HF | | Etching of SB150 with HF (46%) during 15 minutes | |

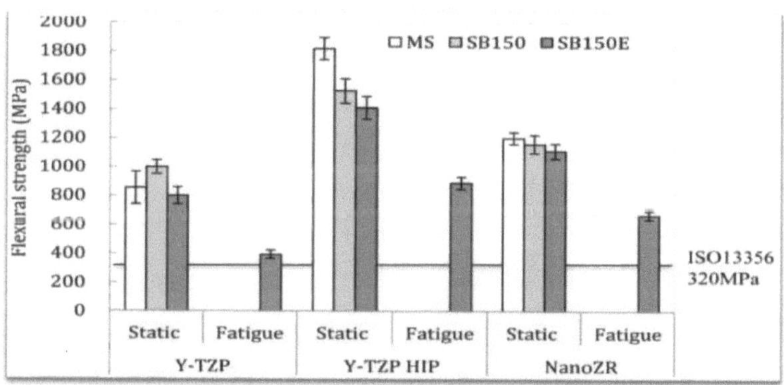


**Figura 24: Resistência à flexão biaxial [87]. Estática: Carga estática no ar à temperatura ambiente.**

**Fadiga: Carga cíclica a uma frequência de 10 Hz durante 106 ciclos em água destilada a 37°C.**

## 2.2. Resistência à fratura

A utilização de implantes dentários de zircónio está a aumentar constantemente. No entanto, continuam a existir preocupações quanto à sua resistência à fratura.

Em termos de localização da falha, os implantes monobloco fracturaram principalmente ao nível do embutimento ou ligeiramente abaixo.

A resistência à fratura varia de acordo com vários factores:

### 2.2.1. A composição

A estabilidade do implante é afetada pelo material, a favor da zircónia endurecida com alumina.

De facto, o estudo de A. Bethke et al[8] mostrou que os implantes feitos de zircónia endurecida com alumina (ATZ, 418,7 ± 106,0 Ncm) eram mais resistentes à fratura do que os implantes feitos de policristais de zircónia tetragonal estabilizada com ítrio (Y-TZP, 378,7 ± 160,1 Ncm, p = 0,002). (Figura 25)

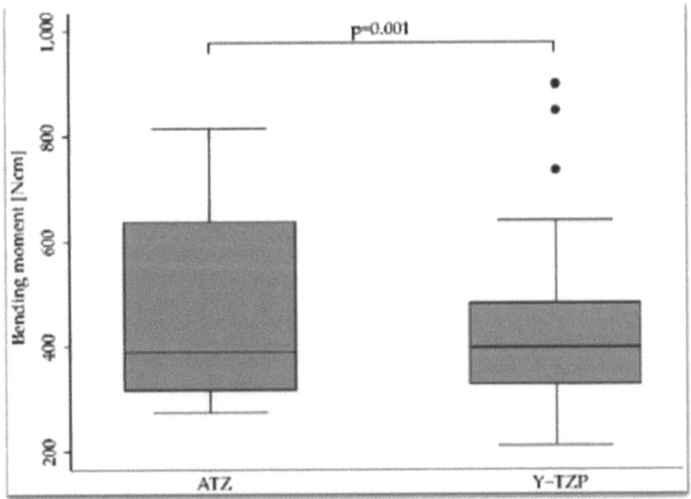


**Figura 25: Boxplots que mostram o momento de flexão na fratura como uma função da seleção de material para implantes de zircónia monobloco. Os pontos representam valores anómalos. [8]**

### 2.2.2. O processo de fabrico [8]

O método de fabrico (subtrativo ou injeção de cerâmica) não tem qualquer efeito na resistência à fratura dos implantes de zircónia de uma só peça.

### 2.2.3. Diâmetro do implante [8]

O diâmetro do implante de zircónio monobloco (variando de 3 a 5 mm) não tem influência na resistência à fratura.

### 2.2.4. Preparação do pilar [8]

A preparação do pilar reduz a resistência à fratura dos implantes de zircónia de uma só peça.

O estudo de A.Bethke et al[8] mostrou que a retificação do pilar resultou numa redução significativa do momento de flexão (411,3 ± 126,2 Ncm) no momento da fratura, em comparação com implantes não rectificados (436,5 ± 156,5 Ncm, $p < 0{,}0001$). (figura 26)

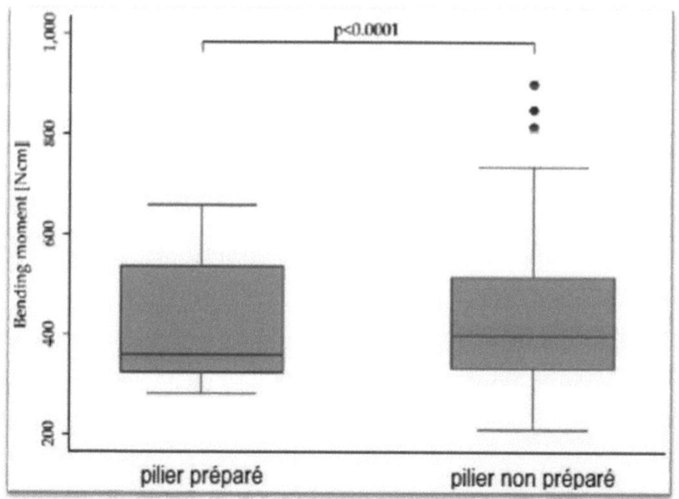


**Figura 26: Boxplots que mostram a influência da preparação do pilar na resistência à fratura de implantes de zircónia de uma só peça. [8]**

#### 2.2.5. Envelhecimento térmico [8]

O envelhecimento hidrotérmico não afecta a resistência à fratura dos implantes de zircónia de uma só peça.

#### 2.2.6. Carga dinâmica [8]

A carga dinâmica não afecta a resistência à fratura dos implantes de zircónia on e-piece.

## 3. Propriedades estéticas [15, 39, 63].

Um desafio específico que continua até hoje é a gestão, modelação e manutenção a longo prazo do tecido da mucosa peri-implantar, incluindo as papilas, em harmonia com os tecidos moles da dentição natural adjacente.

### 3.1. Parâmetros de avaliação estética

#### 3.1.1. Papila interdentária (pontuação Jemt)

O tecido mole atinge o ponto de contacto das coroas entre os dentes vizinhos.

A presença da papila tem uma grande influência no sorriso individual. A papila foi classificada de 0 a 4 em cada lado do implante, da seguinte forma [34] (figura 27):

- Pontuação 0: sem papila ;
- Pontuação 1: menos de metade da altura da papila está presente;
- Pontuação 2: metade ou mais da altura da papila está presente;
- Pontuação 3: papila completa ;
- Pontuação 4: papila hiperplásica.

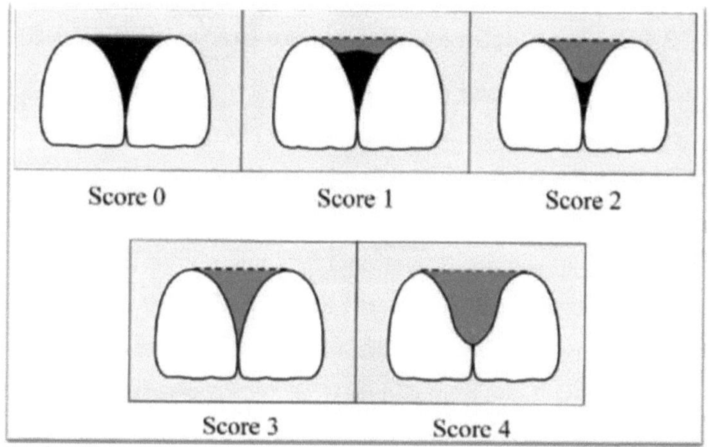


Figura 27: Representação esquemática do score Jemt da papila interdentária [16].

### 3.1.2. Proporção da altura do ponto de contacto em relação ao comprimento da copa (%)

A proporção entre a altura do ponto de contacto e o comprimento da coroa deve estar entre 42% (distal) e 43% (mesial)[35] Este ponto representa a localização anatómica da papila e pode ser um parâmetro útil para avaliações estéticas (Figura 28).

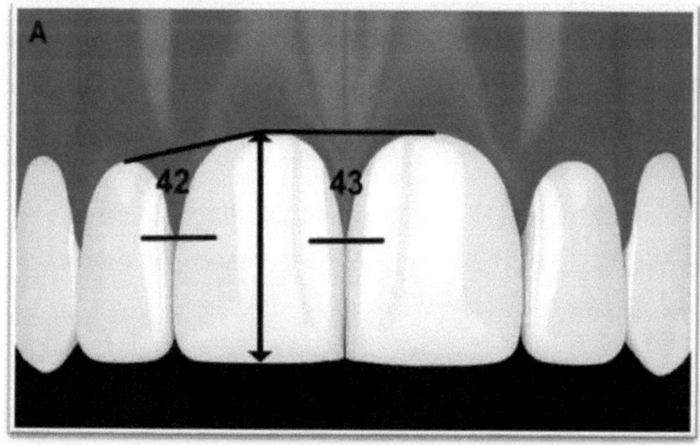


Figura 28: A relação entre a altura do ponto de contacto e o comprimento da coroa. [39]

### 3.1.3. Pontuação estética rosa e branca (PES/ WES)

A pontuação estética rosa (PES) incluía cinco critérios rosa (altura da papila, curvatura e nível da mucosa facial, cor e textura dos tecidos moles). A pontuação estética branca (WES) incluía cinco critérios brancos (forma e volume do dente, cor, textura e translucidez).

Uma pontuação máxima possível de 10 pontos para o índice PES e 10 pontos para o índice WES. Os valores aceitáveis para os índices estéticos rosa e branco são > 6, e a soma dos índices estéticos rosa e branco deve ser > 12. O estudo de Kniha et al, [39] mostrou resultados estéticos satisfatórios com implantes de zircónia monobloco: o índice estético rosa (PES) foi 8,8 e o índice estético branco (WES) foi 8,6, com um total de PES + WES de 17,4 (figura 29).

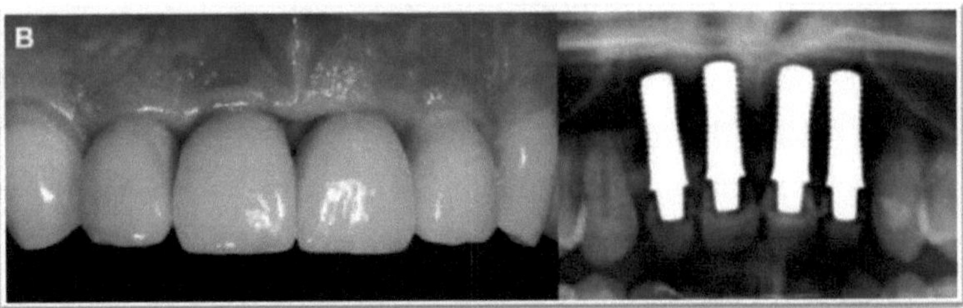


**Figura 29: Quatro implantes de zircónia nas posições 12-22. As pontuações (pontuação Jemt/PES/WES) foram determinadas da seguinte forma: posição 12 (2/8/8), posição 11 (2/8/7), posição 21 (2/7/8) e posição 22 (1,5/7/8). [39]**

No que diz respeito à altura da papila, de acordo com a revisão sistemática de Ivana Comisso et al. [15], verificou-se um aumento da altura da papila nos implantes de dióxido de zircónio em comparação com o implante de titânio convencional.

# 4. Taxa de sobrevivência [44, 84]

A taxa de sobrevivência deve ser distinguida do sucesso do implante. Esta reflecte apenas o insucesso, tal como definido por Misch et al em 2008 [46]. Para estes autores, o insucesso foi determinado quando um ou mais dos seguintes sinais foram observados:

- Dor
- Mobilidade dos implantes
- Perda óssea superior a metade do comprimento do implante
- Exsudado não controlado
- Perda de implantes

O estudo Kunavisarut demonstrou um resultado favorável de sobrevivência de 100% para implantes de zircónio monobloco de 3,3 mm de diâmetro colocados em locais cicatrizados cirurgicamente durante um período de observação de um ano. [44]

Roehling et al também revelaram taxas de sobrevivência para implantes de zircónia comercialmente disponíveis que variam entre 93,3% e 100% para períodos médios de seguimento entre 12 e 61 meses [59].

Além disso, uma revisão sistemática relatou uma taxa de sobrevivência de 95,6% após 1 ano de seguimento, com uma diminuição de 0,05% por ano (ou seja, 0,25% após 5 anos) [55] semelhante aos 92% relatados por Hashim et al.[32].

Do mesmo modo, o estudo recente de 2021 de Vilor-Fernández et al. relatou uma taxa de sobrevivência de 96,9% para implantes de zircónia monobloco durante um período de observação de um ano [84].

# CAPÍTULO 3: VANTAGENS DOS IMPLANTES DE ZIRCÓNIA DE PEÇA ÚNICA

**Yosra Gassara, Oumayma Belguith, Zohra Nouira**

## 1. Em relação aos implantes de titânio [47]

Desde a introdução dos implantes dentários, o titânio tem sido considerado o material padrão de eleição. A escolha do titânio baseia-se na sua excelente biocompatibilidade, boas propriedades físicas e mecânicas e versatilidade para o fabrico de implantes e componentes dentários. Embora o titânio esteja a ser utilizado há mais de 40 anos, foram levantadas várias críticas relativamente à sua aplicação clínica, o que nos leva a discuti-las:

### 1.1. Corrosão e toxicidade [6, 38]

O material à base de Ti forma uma película de $TiO_2$ na sua superfície, promovendo a biocompatibilidade e a resistência à corrosão.

Quando friccionado contra outro material, a película passiva protetora do Ti é removida, criando resíduos de desgaste e a libertação de produtos de corrosão no sistema, aumentando os níveis de iões metálicos no sangue. Estas abrasões podem ocorrer durante a inserção do implante de titânio, a ligação e a desconexão do pilar.

A corrosão também pode ocorrer devido ao flúor, fluidos orais, outras restaurações e ação galvânica.

A libertação de partículas de metal no tecido gengival pode levar à formação de pigmentação de cor escura, causando danos estéticos consideráveis. (Figura 30)

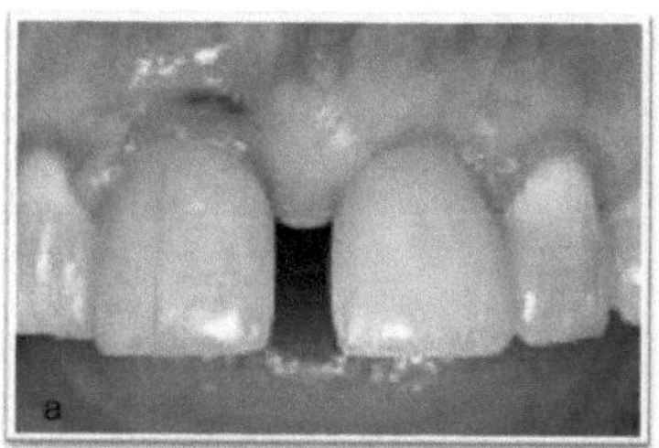

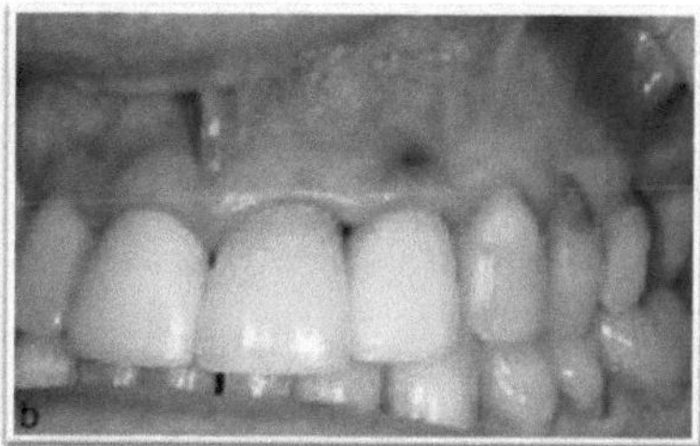


**Figura 30: Uma área óbvia de descoloração escura na ligação pilar/implante. [79]**

Um estudo de sikora et al. mostrou que os implantes de titânio com pilares de titânio geravam 5 a 6 vezes mais desgaste do que os pilares de zircónio [71].

Este facto confirma o melhor desempenho e resistência à corrosão do Zr em relação ao Ti. Estes produtos de corrosão e desgaste podem provocar reacções inflamatórias que podem desencadear a libertação de mediadores inflamatórios, o que, por sua vez, leva à reabsorção óssea.

A acumulação de iões e partículas de titânio pode ocorrer sistemicamente e nos tecidos circundantes, levando a reacções tóxicas noutros tecidos (síndrome das unhas amarelas).

Experiências com animais mostraram que o titânio pode ser encontrado no fígado, baço, medula óssea, pulmões, cérebro e rins, tendo sido detectados problemas relacionados com o titânio em todos os tecidos [74,81,88]. Foram observados problemas pulmonares, reacções citotóxicas, reacções inflamatórias, fibrose e tumores. -> O titânio pode acumular-se no corpo através de várias vias, e a corrosão dos implantes pode ser uma via adicional. Por conseguinte, os dentistas e outros especialistas devem preocupar-se com estes riscos potenciais.

### 1.1.1. Hipersensibilidade [38]

O titânio produz menos reacções alérgicas do que outros metais, como o níquel e o paládio. No entanto, foram registados sintomas de alergia ao titânio em alguns casos (inflamação da boca, eritema, etc.). Por conseguinte, qualquer história ou suspeita de alergia ao titânio deve ser tida em conta antes da colocação de um implante dentário. No entanto, há casos em que a deteção não está disponível em análises ao sangue e os pacientes podem apresentar reacções diferentes.

**Caso clínico**:

Um caso de perda de implante devido a uma forte suspeita de alergia ao Ti e a sua substituição bem sucedida por um implante de zircónio monobloco[78].

Um paciente de 46 anos de idade, com antecedentes de doença de Hashimoto, foi consultado em junho de 2016 por dor no primeiro molar superior esquerdo após um tratamento endodôntico falhado (Figura 31).

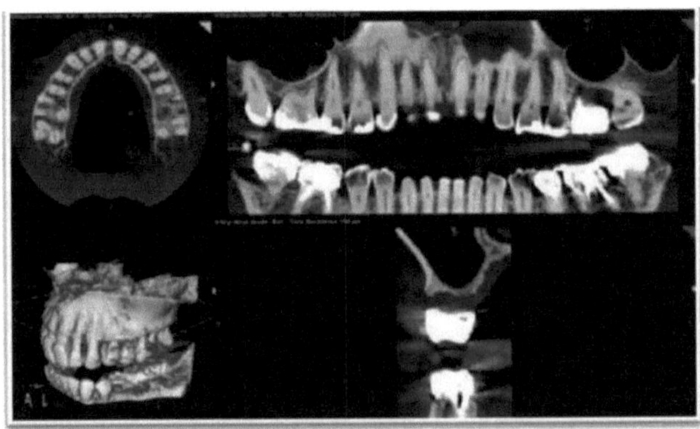

**Figura 31: Radiografia panorâmica inicial. O primeiro molar superior esquerdo apresenta uma perda óssea grave após um fracasso endodôntico. A altura óssea limitada é deixada na área subsinusal, indicando elevação do fundo do seio antes da implantação [78]**

Decidiu-se extrair o dente e substituí-lo por uma prótese implanto-suportada. A condição periodontal geral do paciente era boa. Recebeu cuidados dentários regulares com uma boa higiene oral.

O primeiro molar maxilar esquerdo foi extraído. (Figura 32)

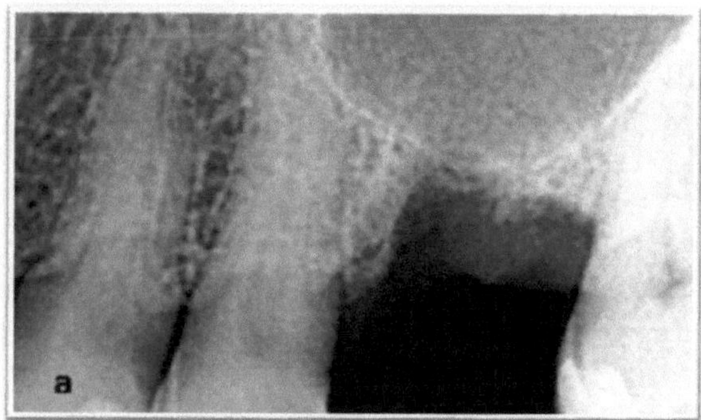


**Figura 32: Radiografia periapical após extração do primeiro molar superior esquerdo. [78]**

Em julho de 2016, foi enxertado com osso bovino inorgânico para elevação do seio externo, e o local foi deixado a cicatrizar durante 6 meses.

Seis meses mais tarde, foi efectuada uma tomografia computorizada de feixe cónico (CBCT) em corte transversal para confirmar a cicatrização do enxerto sinusal. (Figura 33 e 34)

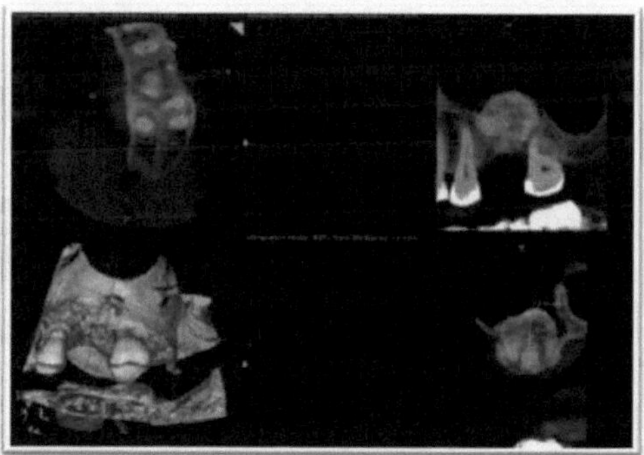

**Figura 33: Corte de TCFC após elevação do assoalho do seio na janela later al. Note-se a altura do osso após a elevação e a ausência de inflamação da mucosa do seio. [78]**

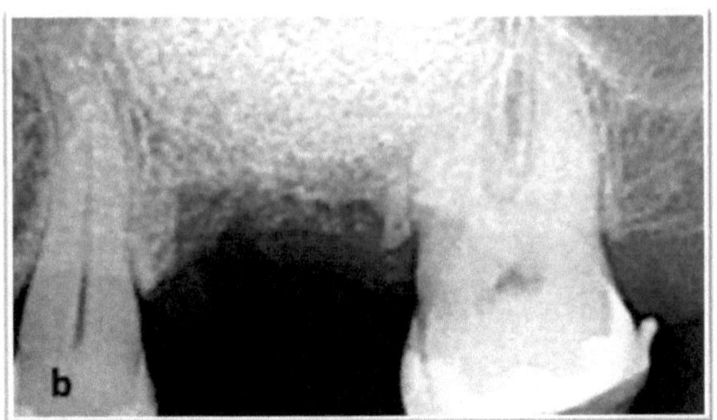


**Figura 34: Radiografia periapical com elevação do assoalho do seio maxilar. [78]**

Foi colocado um implante de titânio cónico com 5 mm de diâmetro e 11,5 mm de comprimento (Nobel Biocare), com excelente estabilidade primária. Foi imediatamente ligado um pilar de cicatrização. (Figura 35) O doente recebeu um curso de antibióticos (Amoxcilina/Ácido clavulânico 1 g duas vezes por dia durante 5 dias) e um analgésico (diclofenac 50 mg), conforme necessário.

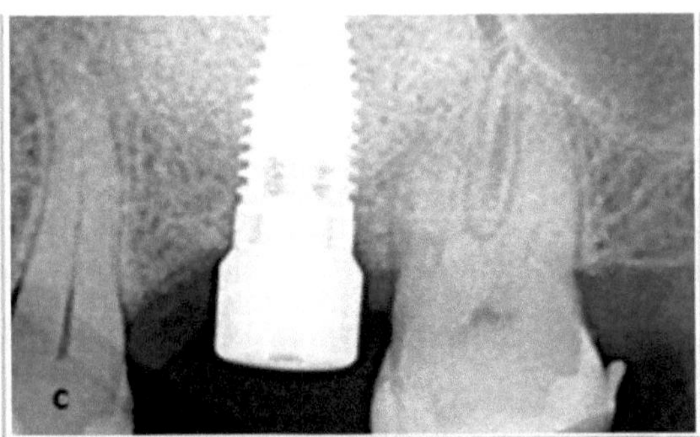


**Figura 35: Radiografia periapical após colocação de implante Ti com pilar de cicatrização ligado. [78]**

Poucos dias após a cirurgia, o doente referiu dor intensa com sensação de ardor no palato adjacente ao local do implante, que mal era controlada pelo analgésico prescrito. (Figura 36)

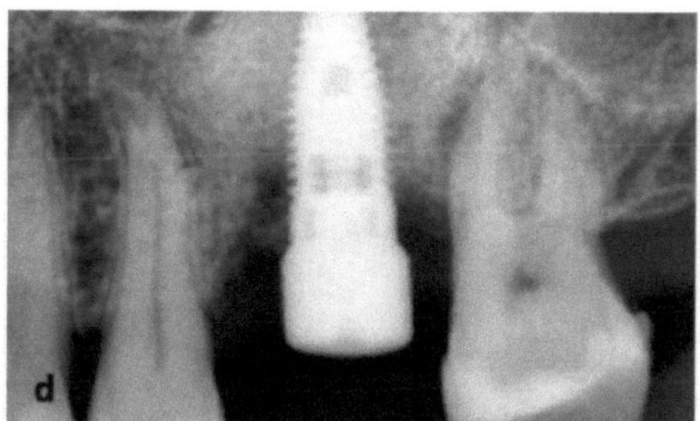


**Figura 36: Radiografia periapical 1 semana após a colocação do implante. [78]**

O exame clínico revelou uma área de desqueratinização de 1 cm na mucosa palatina, semelhante a uma queimadura química, inicialmente atribuída a uma queimadura de comida quente. Foi colocado um penso periodontal sobre a área para aliviar a dor. O doente foi novamente consultado uma semana mais tarde. A inflamação manteve-se. Duas semanas mais tarde, verificou-se que o implante estava móvel e foi removido com uma pinça. O local foi curetado e todo o tecido de granulação foi removido. Foi efectuada uma secção de CBCT, mostrando um espessamento inflamatório da mucosa do seio (Figuras 37 e 38).

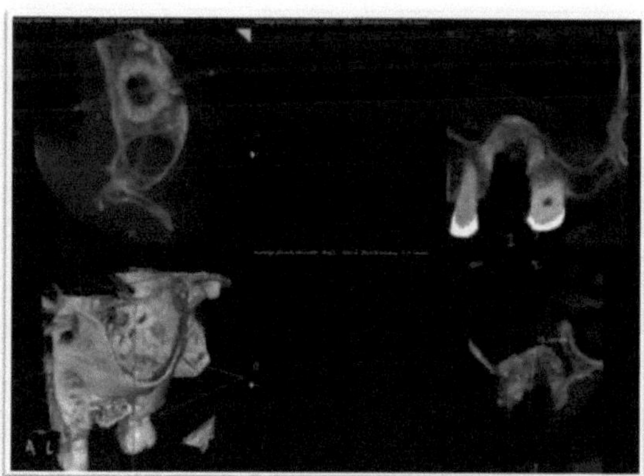

**Figura 37: Secção de CBCT tirada após a remoção do implante de Ti. Note-se a extensão da perda óssea no local do implante e o espessamento inflamatório da**

**mucosa do seio no caso do local do primeiro molar maxilar esquerdo. [78]**

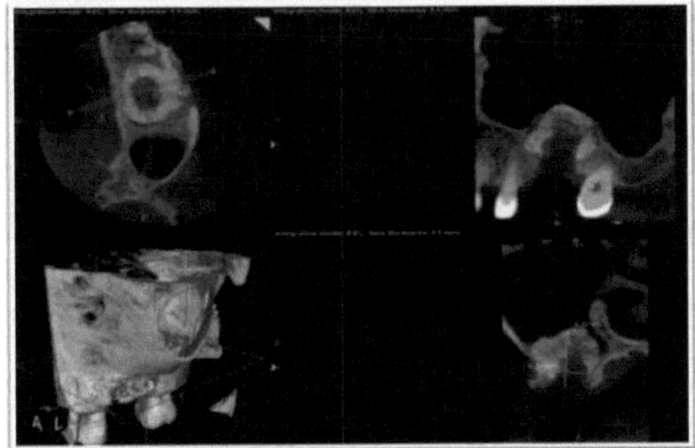

**Figura 38: TCFC seccional realizada 1 mês após o episódio inflamatório. Note-se a resolução da inflamação da mucosa do seio e a presença de um defeito alveolar no local do implante anterior, que exigiu enxerto alveolar. [78]**

O doente foi tratado com moxifloxacina 400 mg (1 comprimido/dia durante 1 semana). Uma semana depois, a dor tinha diminuído completamente e a cicatrização da mucosa estava a progredir normalmente. O doente foi encaminhado para um dermatologista para despiste de uma possível alergia ao Ti. O dermatologista confirmou a sensibilização grave ao Ti. Foi proposto um implante de zircónio de peça única como alternativa ao Ti. Em abril de 2017, foi adicionado osso bovino biológico para preencher o defeito da cavidade que se seguiu à falha do implante. O local foi deixado a cicatrizar durante 4 meses (Figura 39).

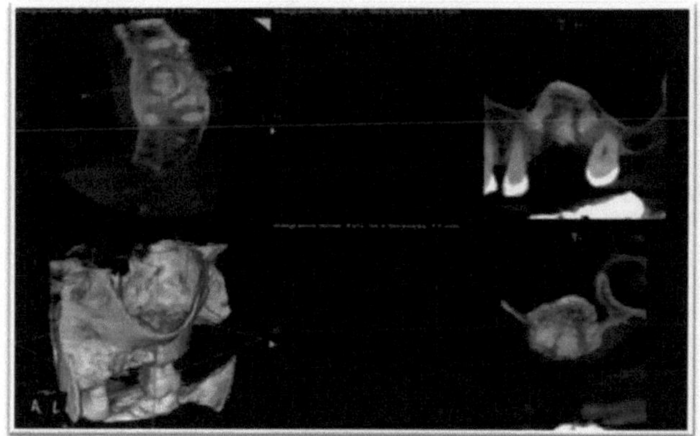

Figura 39: TCFC seccional realizada 4 meses após o enxerto alveolar. Note-se a reconstrução óssea total no local do implante e a ausência de reacções inflamatórias nas estruturas adjacentes. [78]

Em julho de 2017, foi colocado um implante de zircónio de peça única (Straumann), 4,1×12 com uma altura de pilar de 5,5 mm, sem retalho, com excelente estabilidade primária. (Figura 40)

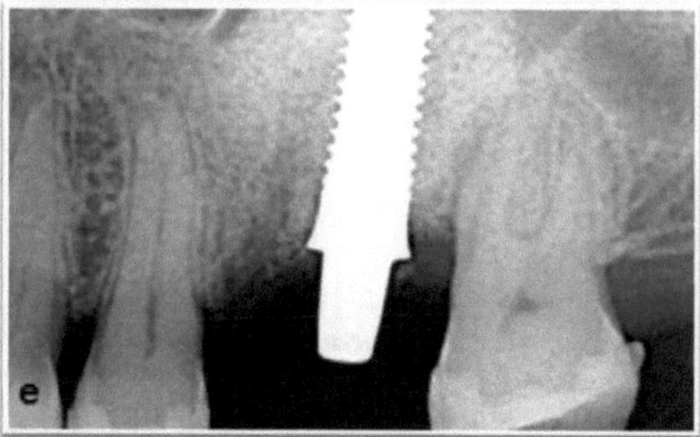


Figura 40: Radiografia periapical após a colocação de um implante monobloco de zircónio. [78]

A recuperação pós-operatória foi simples. A cicatrização do implante decorreu normalmente, sem sinais de dor ou inflamação. (Figura 41)

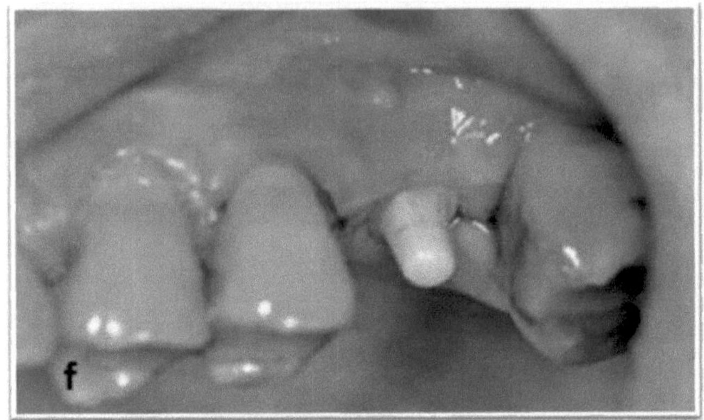

**Figura 41: Imagem clínica 3 meses após a colocação do implante de zircónio. [78]**

Cinco meses depois, foi colocada uma coroa de zircónio. (Figura 42)

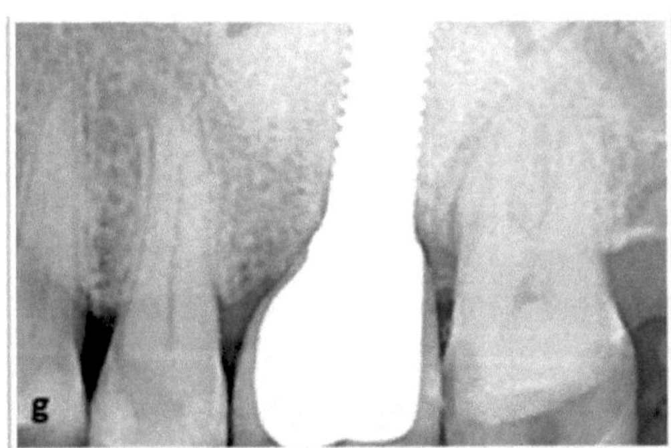

**Figura 42: Periapical durante a colocação da coroa final de zircónia. [78]**

A inspeção pós-operatória 18 meses depois confirmou a excelente integração do implante nos tecidos duros e moles (Figura 43).

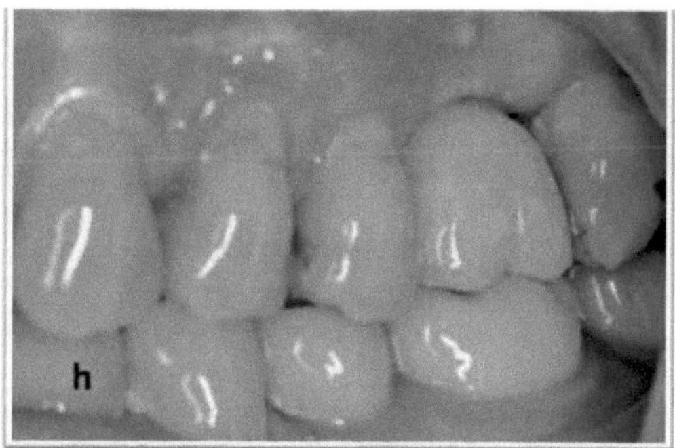


Figura 43: Situação clínica final aos 18 meses de pós-operatório[78].

### 1.1.2. Desempenho mecânico [77]

Devido à rigidez da zircónia e ao módulo de elasticidade intrinsecamente elevado, os implantes de zircónia de uma só peça transmitem menos tensão de Von Mises e induzem uma distribuição de tensão peri-implantar mais favorável do que os implantes de Ti.

Como resultado, o osso peri-implantar que rodeia os implantes de Zr pode ser menos propenso à reabsorção óssea peri-implantar induzida mecanicamente.

Um estudo recente [77] avaliou a tensão de Von Mises (MPa) e a deformação que ocorre à volta de um implante de zircónia de peça única que substitui um incisivo central maxilar em três situações clínicas diferentes: local edêntulo cicatrizado (HS), defeito periodontal vertical sob compressão (RB) e extração imediata com local de enxerto ósseo (EG), imitando cenários clínicos comuns. Este estudo demonstrou que o implante de Zr de peça única induziu uma tensão estatisticamente significativamente menor no osso cortical cervical (modelos HS e RB) e no enxerto (modelo EG) do que o seu equivalente em Ti.

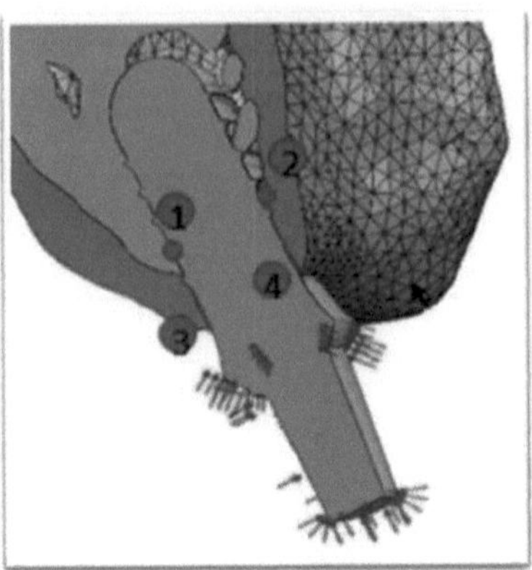


**Figura 44: Modelo de análise de elementos finitos; as setas roxas representam o protocolo de carregamento; a numeração de 1 a 4 representa os locais de medição. [77]**

Os implantes de Zr podem ser considerados não só devido às suas propriedades estéticas, mas também devido às propriedades moduladoras de tensão do material.

### 1.1.3. Desempenho estético [3,39,47,62].

Qualquer que seja o desenho, é bem sabido que os implantes de titânio podem resultar num fundo de tecido mole acinzentado e baço em casos de mucosa peri-implantar fina ou recessão. Esta descoloração pode tornar-se um inconveniente estético na região anterior, particularmente com uma linha de sorriso alta. Uma vantagem dos implantes de zircónia é a sua cor branca, com a opção de colorir a zircónia com as cores do dente ou da gengiva. O Pink Esthetic Score e o White Esthetic Score demonstraram ser superiores aos implantes de titânio [40]. Esta descoloração pode até ser tardia para os implantes de titânio, uma vez que o crescimento facial craniano contínuo pode prever o adelgaçamento ou a perda de osso vestibular ao longo do tempo. É de salientar que quando se desenvolve deiscência vestibular, os implantes de zircónia com uma superfície modificada têm um desempenho significativamente melhor do que os implantes de titânio na preservação da altura da mucosa peri-implantar [80]. De acordo com Jung et al, [36] quando o titânio foi utilizado como material do pilar, foi recomendada uma espessura de tecido mole de pelo menos 3 mm para evitar a descoloração do tecido mole, enquanto que para a zircónia, uma espessura de tecido mole de 2 mm seria suficiente. Outros estudos na literatura demonstraram que o material do pilar era relevante para a cor do tecido mole em espessuras de tecido mole finas (≤ 2 mm) [32]. Foi realizado um estudo retrospetivo para avaliar os aspectos estéticos dos implantes adjacentes de zircónio e titânio na região anterior do maxilar [39]. Um total de 40 pacientes e 109 implantes adjacentes foram incluídos. O principal objetivo deste estudo foi avaliar o preenchimento papilar (pontuação Jemt). Outros aspectos estéticos também foram avaliados.

-As papilas estavam totalmente presentes (pontuação Jemt 3) à volta de 39,1% dos implantes de zircónia adjacentes e 17,4% dos implantes de titânio adjacentes ($p < 0,01$).

-O défice papilar foi significativamente mais elevado à volta dos implantes de titânio em 1,64 mm do que à volta dos implantes de zircónio em 0,92 mm.

A avaliação das recessões dos tecidos moles não revelou qualquer diferença entre os materiais dos implantes, ao passo que os implantes de titânio apresentaram sombras de implante mais visíveis. (Figuras 45 e 46)

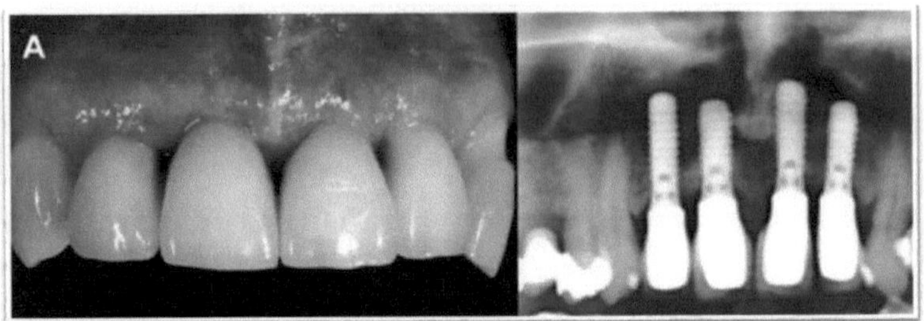


Figura 45: (A) Quatro implantes de titânio nas posições 12 a 22, revelando um ligeiro sombreado dos implantes nas posições 12 e 21. As pontuações (pontuação Jemt/PES/WES) foram determinadas da seguinte forma Posição 12 (1/7/6), posição 11 (1,5/7/6), posição 21 (1,5/7/7) e posição 22 (1/7/6)[39].

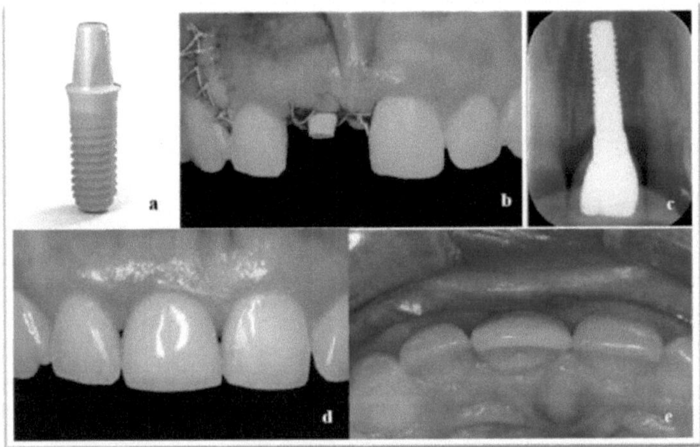

Figura 46: O implante de zircónio utilizado na cirurgia (a), foto no final do procedimento cirúrgico (b), radiografia após um ano (c) foto clínica no exame final mostrando uma coroa implanto-suportada para substituir um incisivo central superior (11) (d, e)[61].

### 1.1.4. Reação inflamatória [85]

Um material de implante ideal deve ter a capacidade de manter a homeostasia do microambiente da mucosa peri-implantar a longo prazo. Os implantes de zircónia de uma só peça são caracterizados por uma infiltração inflamatória mínima do tecido mole durante a fase de cicatrização.

Num estudo histológico humano, Degidi et al [18] relataram elevações significativas nos infiltrados pró-inflamatórios (linfócitos, células plasmáticas e histiócitos), bem como um aumento da expressão do fator de crescimento endotelial vascular e das isoformas 1 e 3 da óxido nítrico sintase nos tecidos adjacentes aos pilares de cicatrização de Ti, em comparação com os tecidos adjacentes aos pilares de cicatrização de Zr, após uma fase de cicatrização de 6 meses. De facto, a redução das reacções inflamatórias pode não ser apenas uma expressão de um melhor isolamento através dos tecidos moles, mas pode também estar ligada à redução bem estabelecida da acumulação bacteriana encontrada nas superfícies de zircónia.

No que diz respeito aos dados acima mencionados sobre implantes de zircónia monobloco, em comparação com implantes de titânio, as seguintes afirmações podem ser suportadas atualmente:

- A zircónia estabeleceu-se como uma alternativa válida ao titânio.
- Do um ponto de vista biológico, a zircónia oferece uma série de vantagens interessantes. Demonstrou baixa afinidade com a placa bacteriana, pequenas quantidades de infiltrado inflamatório e boa integração do tecido mole. Estas propriedades podem reduzir o risco de doenças peri-implantares.
- A zircónia oferece uma vantagem estética, particularmente para pacientes com um biótipo periodontal fino.
- As propriedades biológicas dos produtos da zircónia foram avaliadas com êxito em numerosas experiências.

## 1.2. Em relação aos implantes de zircónio de duas peças

### 1.2.1. Taxa de sobrevivência [31]

Vários estudos demonstraram que a taxa de sobrevivência dos implantes de zircónia de uma peça e de duas peças não difere.

De facto, os resultados de uma revisão sistemática por Haro Adánez et al [31] mostraram uma taxa de sobrevivência global de 95% (95% CI 91-97%) para implantes de zircónia após períodos de observação que variaram de 1 a 7 anos. Nestes resultados, tanto os implantes de zircónia de uma peça como de duas peças foram incluídos. Separando os resultados, os implantes de zircónia de uma peça mostraram uma taxa de sobrevivência de 95% (95% CI 91-97%), enquanto os implantes de zircónia de duas peças mostraram uma taxa de sobrevivência de 94% (95% CI 87-97%).

No entanto, os implantes de uma só peça apresentaram uma taxa de insucesso de 6,44%, enquanto os implantes de duas peças apresentaram uma taxa de insucesso mais elevada de 13,66%.

### 1.2.2. Desempenho biológico [4,63]

Biologicamente, o micro-gap é o espaço entre o implante e o pilar. De acordo com um estudo de 2016 [4], existe em todos os sistemas de duas partes e varia entre 1 e 50 nanómetros.

Pode atuar como um nicho bacteriano. Isto pode levar à lise do osso e até ao desprendimento do pilar.

O micro-gap de 3,1 nanómetros é suficiente para gerar invasão bacteriana, contribuindo para a inflamação da mucosa peri-implantar.

Esta inflamação manifestou-se de forma mais proeminente numa área maior da mucosa. Leva à reabsorção óssea marginal quando a interface implante-pilar é posicionada mais apicalmente nos tecidos da mucosa perto da crista óssea, e especialmente quando o pilar foi exposto ao ambiente oral. Os requisitos estéticos encorajam a colocação de implantes numa posição mais apical, levando a implicações significativas para a posição da interface implante-pilar.

Com o desenho em monobloco, não existe um microespaço entre o pilar e o implante, o que pode evitar a lise óssea e garantir uma melhor osteointegração.

A localização do limite entre as superfícies rugosas e lisas do implante monobloco em relação à crista óssea tem uma influência significativa nos níveis ósseos da crista peri-implantar e nas dimensões dos tecidos moles e duros (largura biológica). Causa significativamente menos reabsorção óssea marginal quando posicionado ao nível da crista óssea ou supracrestalmente do que quando posicionado apicalmente à crista óssea (Figura 47).

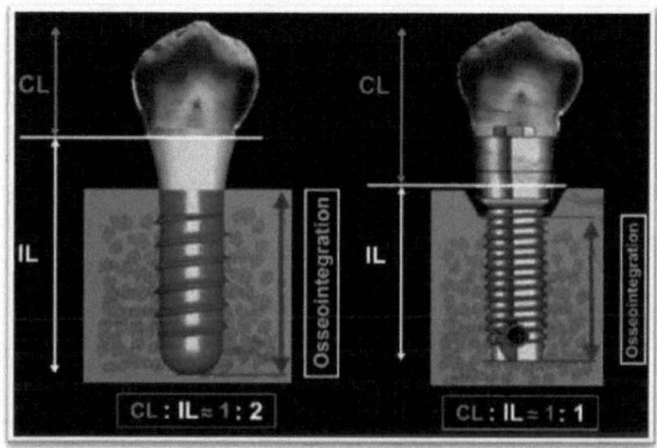


**Figura 47: Diagrama esquemático de uma prótese implanto-suportada sobre um implante monobloco à esquerda e sobre um implante monobloco à direita. [63].**

### 1.2.3. Desempenho mecânico [8,41]

O desenho de uma peça, que inclui o pilar e a parte endóssea numa única peça, beneficia de uma maior resistência à fratura e de um peso mais baixo, reduzindo a suscetibilidade à degradação a baixa temperatura em comparação com os implantes cerâmicos de duas peças.

Em termos de estabilidade, o implante de zircónio de uma peça é mais estável do que o implante de duas peças.

Bethke et al. resumiram os resultados das várias investigações numa revisão sistemática e meta-análise [8]. Nesta revisão, foi calculado um momento de flexão médio na rotura de cerca de 390 Ncm.

Em termos de desenho do implante, os implantes de zircónia de uma peça foram significativamente mais estáveis (431 Ncm) do que os implantes de duas peças (291Ncm).
Uma resistência mínima à fratura de 200 Ncm é suficiente para garantir a segurança clínica.

# CAPÍTULO 4: APLICAÇÕES CLÍNICAS

**Yosra Gassara, Oumayma Belguith, Zohra Nouira**

## 1. Implantação imediata [77]

Originalmente, era recomendado um período de cicatrização de 6 a 9 meses antes da colocação do implante (colocação tardia do implante). Mais tarde, foi proposta a colocação de implantes após apenas 2-3 meses (colocação de implantes diferida).

Mais recentemente, tem sido efectuada a implantação imediata após a extração. A colocação imediata poupa um passo no tratamento e causa menos trauma, resultando numa maior aceitação por parte dos pacientes. Os implantes monobloco em zircónio são fiáveis na implantação imediata, uma vez que transmitem baixas tensões ao osso peri-implantar.

Um estudo [51] avaliou as tensões aplicadas ao osso peri-implantar em situações de implante imediato, comparando o implante monobloco de Zr com o seu homólogo de Ti. Demonstrou que, devido à sua elevada rigidez e módulo de elasticidade intrínseco, os implantes de zircónia de peça única transmitem menos tensão de von Mises e induzem menos tensão no osso peri-implantar do que os implantes de Ti.

Para implantes imediatos de zircónia de uma só peça colocados sem enxerto ósseo, o processo de cicatrização é influenciado pelas dimensões do alvéolo, com maior perda óssea nos alvéolos mais estreitos.

Vários relatos de casos [1,9,95] descrevem a implantação imediata através do implante de zircónio monobloco, mas são necessários estudos a longo prazo para validar este protocolo.

# 2. Implantologia

## 2.1. Informações gerais [35]

Desde o final dos anos 90, a tomografia computorizada de feixe cónico (CBCT) tornou-se uma ferramenta de diagnóstico importante na implantologia dentária. A TCFC permite aos dentistas visualizar a estrutura anatómica tridimensional, em particular do nervo alveolar inferior, defeitos ósseos e o seio maxilar antes de colocar o implante dentário.

De facto, a obtenção de uma posição tridimensional (3D) ideal do implante ajuda a evitar complicações cirúrgicas (como sinusite, lesões nervosas ou hemorragias), problemas estéticos, complicações protéticas (dificuldade em inserir uma restauração) e perda óssea marginal[60]. Este é um fator chave para o sucesso do implante[60].

Estima-se que cerca de 7% das complicações podem estar relacionadas com o mau posicionamento do implante [13].

Além disso, outro estudo referiu que a distância dente/implante ou implante/implante vizinho estava incorrecta em quase 1/5 dos implantes, e que 1/3 dos implantes causaram perfuração de estruturas adjacentes [26] (Figura 48).

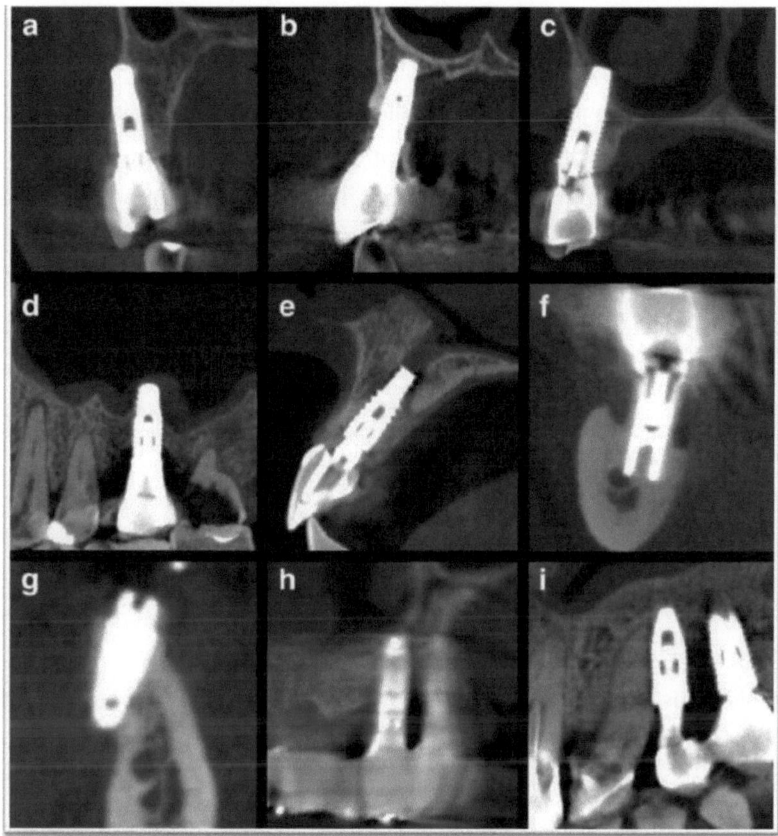


**Figura 48: Perfurações de estruturas anatómicas por implantes dentários. Placa cortical vestibular (a), placa cortical lingual (b), cavidade nasal (c), seio maxilar (d), canal incisal (e), canal mandibular (F), fossa submaxilar (g), canal acessório (h) e raiz do dente adjacente (i) [26].**

Como resultado, a colocação de implantes dentários na posição correta é normalmente difícil, mesmo com imagens prévias de CBCT.

Devido à falta de capacidade dos pilares protéticos para compensar o desalinhamento ou a angulação durante a cirurgia, a precisão é uma questão fundamental.

Necessário para o planeamento do tratamento e colocação de um implante de zircónio monobloco. Além disso, a preparação do pilar pode afetar as propriedades mecânicas do material.

Por conseguinte, a fim de obter resultados estéticos favoráveis e taxas de sucesso previsíveis, foi introduzida a implantação guiada por computador para melhorar o diagnóstico e o planeamento do tratamento e facilitar a cirurgia.

A utilização desta técnica reduz o tempo de operação e as complicações cirúrgicas pós-operatórias, incluindo a dor e o inchaço resultantes da cirurgia minimamente invasiva. Além disso, as complicações devidas ao desalinhamento dos implantes dentários podem ser significativamente reduzidas, graças à sua maior precisão de colocação em comparação com a colocação à mão livre.

## 2.2. Vários sistemas

### 2.2.1. Sistemas estáticos [50,65]

Os sistemas estáticos de cirurgia de implantes assistida por computador utilizam modelos estereolitográficos suportados por dentes, osso ou mucosa durante a perfuração e inserção do implante (Figuras 49 e 50).

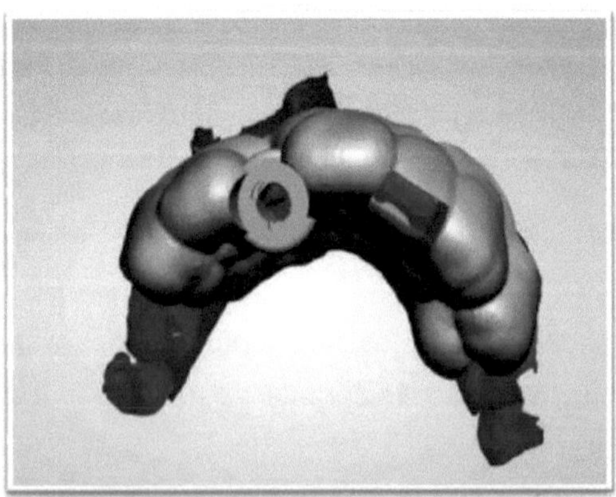

**Figura 49: Projeto de gabarito cirúrgico [23].**

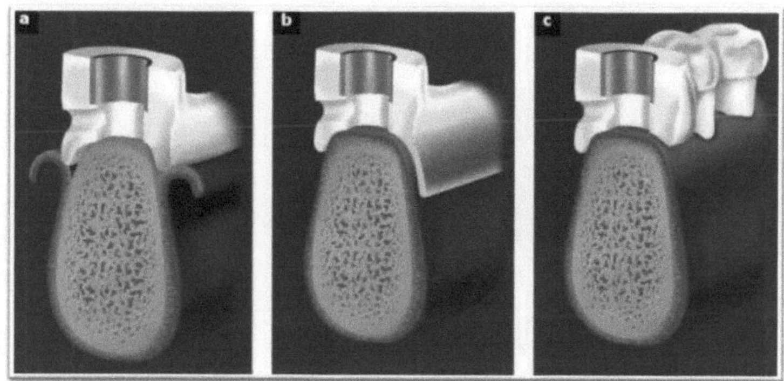

**Figura 50: Guias cirúrgicos por tipo de suporte. (a): guia com suporte ósseo; (b): guia suportada pela mucosa; (c): guia suportada pelo dente [17].**

Estas guias cirúrgicas são utilizadas de acordo com diferentes protocolos definidos pelo grau de orientação.

O primeiro protocolo utiliza o modelo apenas para marcar o local de emergência, que orienta as osteotomias subsequentes e a colocação do implante.

O protocolo semi-guiado (ou parcialmente) utiliza o modelo para todas as osteotomias, apenas a colocação do implante é efectuada sem um modelo.

Finalmente, o protocolo totalmente guiado utiliza o modelo durante toda a sequência de perfuração e durante a colocação do implante (Figura 51).

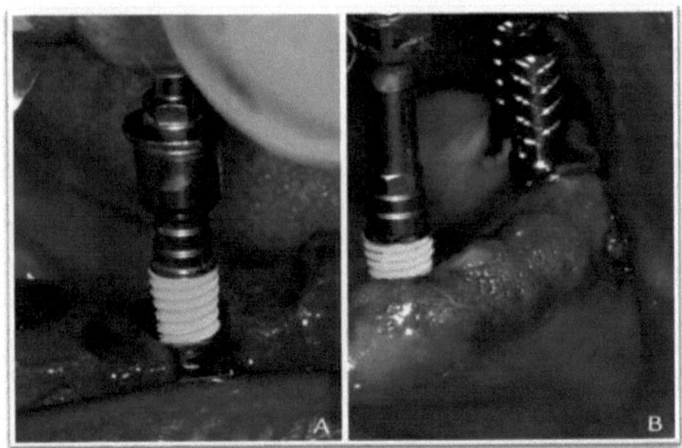


**Figura 51: Colocação do implante. A, Totalmente guiado. B, Parcialmente guiado [65].**

### 2.2.2. Sistemas dinâmicos [22,67,68]

Nos sistemas dinâmicos de cirurgia de implantes assistida por computador, a preparação e a inserção do local do implante são efectuadas por um cirurgião que navega através da cavidade oral com uma representação tridimensional do local real do implante num ecrã. As posições dos instrumentos são reconhecidas em tempo real utilizando sistemas de rastreio ótico com marcadores de referência definidos e apresentadas num ecrã (Figuras 52 e 53).

A implantação é efectuada com visualização em tempo real, permitindo modificações intra-operatórias ao plano. A navegação dinâmica também pode ser utilizada quando o espaço vertical é limitado, ao contrário do que acontece com os sistemas estáticos. No entanto, a complexidade do gesto cirúrgico requer formação suficiente para o cirurgião e a sua equipa. São necessários estudos clínicos para verificar os resultados com implantes de zircónio monobloco.

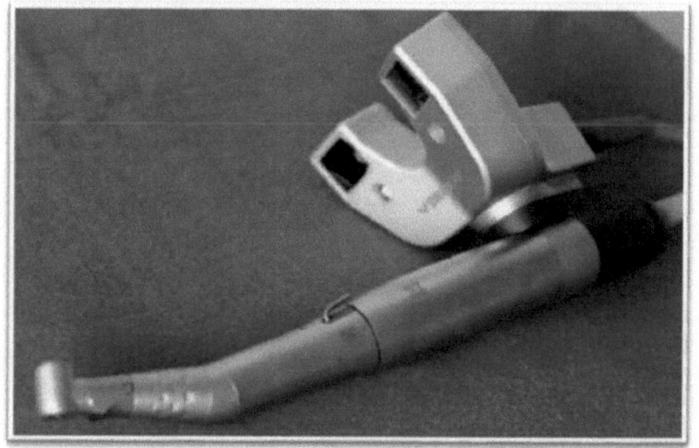

Figura 52: A peça de mão cirúrgica com a câmara acoplada[22].

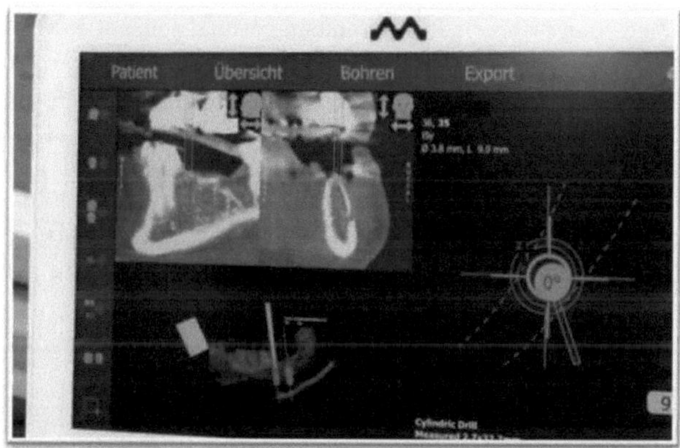


Figura 53: Representação em tempo real da posição da broca (posição, ângulo e profundidade) e uma vista em corte transversal da posição planeada do implante em CBCT[22].

## 2.3. A precisão do sistema guiado

A precisão do implante é avaliada comparando a posição planeada e real do implante em três partes (angular, coronal e apical) e em três dimensões (mesio-distal, labio-lingual e apico-coronal). (Figura 54)

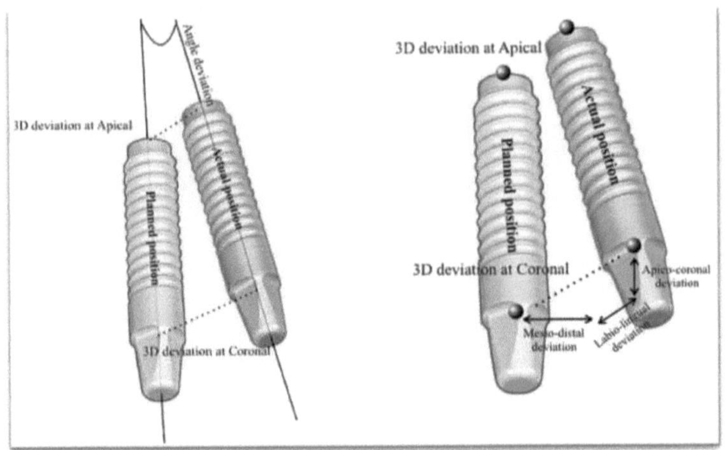


**Figura 54: Medições de precisão nas regiões coronal e apical do implante [75].**

- **O erro num sistema guiado por computador é cumulativo [7,83]**

- Os artefactos metálicos dos dados de CBCT podem reduzir a qualidade da imagem e distorcer o contorno das estruturas anatómicas [20].
- A etapa de mapeamento dos dados DICOM para o ficheiro STL do molde de diagnóstico digitalizado também pode ser uma possível fonte de desvio [53].
- O tipo de suporte guiado utilizado é outro fator de influência.

Os estudos relataram uma maior precisão com guias suportadas por dentes do que com guias suportadas por mucosas, e as guias suportadas por ossos têm a menor precisão [52,76].

Isto indica que a estabilidade das guias cirúrgicas no interior da boca do doente é importante.

Vercruyssen et al. não registaram qualquer diferença no intervalo entre guias suportadas pela mucosa e guias suportadas pelo osso quando as guias foram estabilizadas com parafusos de fixação [82].

Di Giacomo et al. referiram que o principal fator que influenciou o desvio foi o movimento da guia cirúrgica durante a preparação do implante dentário [19].

- **A implantação totalmente guiada é mais precisa do que a técnica parcialmente guiada.**

S . Kühl et al. confirmaram que os implantes totalmente guiados apresentaram, em geral, maior precisão, com desvios médios de pico e base de 1,54 mm e 1,52 mm, respetivamente. Para implantes parcialmente guiados, os valores foram mais elevados, com 1,84 mm e 1,56 mm, respetivamente [43].

- **A implantação parcialmente guiada conduz a desvios durante a perfuração do perfil, a perfuração do osso e a inserção do implante.**

Além disso, os implantes dentários tinham maior probabilidade de se deslocarem para áreas mais finas e macias do osso.

No estudo clínico de Suksod N et al [75], foram colocados implantes dentários de zircónio de uma peça utilizando o método parcialmente guiado, 70% dos implantes foram desviados vestibularmente, 65% foram desviados distalmente e foi encontrada uma posição de implante superficial em 60% dos casos.

Estes resultados foram semelhantes aos de um estudo anterior, em que 70% dos implantes apresentavam um desvio vestibular [25].

Estes resultados estão em consonância com um estudo efectuado por Ozan et al. que relatou uma forte relação entre a densidade óssea e o desvio axial na implantação à mão livre [51].

O gabarito utilizado na implantação parcialmente guiada é eficaz para controlar a posição do implante de zircónio monobloco no plano horizontal, enquanto a posição vertical do implante depende do ponto de vista do clínico. No entanto, a implantação parcialmente guiada pode levar a erros dentro de um intervalo clinicamente aceite pelo planeamento completo do tratamento por computador e pelo desenho da férula cirúrgica.

No estudo clínico de Suksod N et al [75], os implantes de zircónia de peça única foram parcialmente guiados utilizando guias suportadas por dentes, com cobertura completa da arcada. Em todos os pacientes, as restaurações finais foram alcançadas sem manipulação do pilar. O resultado estético previsível foi atribuído não só à precisão da colocação tridimensional do implante, mas também à angulação, que estava de acordo com o planeamento de tratamento pré-cirúrgico.

## 3. Limites [47,48,62,73]

É evidente que o implante de uma só peça, aparentemente vantajoso, tem as suas desvantagens. -Os implantes monobloco requerem uma colocação cirúrgica mais rigorosa para satisfazer os requisitos ósseos e protéticos. Isto deve-se ao facto de não existirem pilares angulados para corrigir o desalinhamento, e a correção secundária da forma através de retificação deve ser evitada devido à menor resistência à fratura.

Consequentemente, ainda mais do que os implantes de duas peças, estes implantes de uma peça requerem uma restauração bem definida e um planeamento pré-operatório.

Outra limitação é o facto de os implantes de uma só peça estarem imediatamente expostos às forças da língua ou da mastigação. Por conseguinte, é necessário proteger o implante de tensões excessivas. Além disso, a natureza não embutida destes implantes coloca um desafio microbiológico: o local do implante é uma ferida aberta que pode ser contaminada por bactérias patogénicas, levando à infeção e consequente não-integração do implante no osso.

Os implantes de zircónio têm a desvantagem do envelhecimento, também conhecido como degradação a baixa temperatura, que influencia as propriedades mecânicas do material e, consequentemente, a resistência à fratura.

Alguns estudos estabeleceram que esta diminuição da resistência à fratura do zircónio só é observável quando mais de 50% do zircónio na superfície do implante atinge a fase monoclínica.

A fim de reduzir este efeito, muitos autores analisaram os vários factores causais e desaconselham a utilização de implantes de zircónio com um diâmetro inferior a 3,25 mm e um tamanho de grão superior a 1 mm.

-Em particular, o zircónio apresenta uma resistência muito elevada às forças mastigatórias e uma elevada resistência à flexão. Apesar dos resultados promissores, há uma falta de dados sobre a utilização do zircónio na região posterior.

Os componentes protéticos são cimentados aos implantes de unidade única. Como as margens das coroas de implantes de zircónia de peça única são colocadas subgengivalmente, a remoção do excesso de cimento é difícil. A quantidade de cimento não detectado aumenta à medida que as margens da restauração estão localizadas mais abaixo da gengiva. Suspeita-se que os resíduos de cimento nos tecidos moles causem peri-implantite.

Pode ser efectuada uma segunda intervenção cirúrgica após a cimentação para remover os resíduos de cimento, mas este procedimento é invasivo. A aeração da coroa é a técnica mais eficaz para evitar o excesso de cimento.

No entanto, não existe atualmente nenhuma técnica que permita evitar completamente o excesso de cimento.

Há falta de dados científicos relativamente à sobrevivência a longo prazo da zircónia. Está bem provado que, alguns anos após a colocação, o zircónio e o titânio apresentam uma taxa semelhante.

No entanto, ao longo de um período de dez anos, o titânio provou ainda ter uma função adequada, enquanto o zircónio ainda carece de dados e são necessários mais estudos para garantir taxas de sobrevivência adequadas.

-Assim, mesmo que sejam necessários mais estudos, sobretudo a longo prazo, para garantir a fiabilidade e melhorar o zircónio, este continua a ser uma excelente alternativa ao titânio e um material para o futuro da implantologia. Podemos deduzir que atualmente são utilizados principalmente nos seguintes casos especiais (Figura 55):

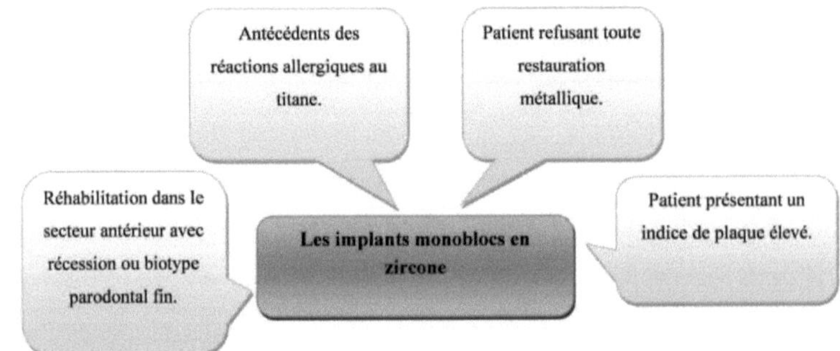


**Figura 55: As principais indicações para implantes de zircónia de uma só peça**

# CAPÍTULO 5: CASOS CLÍNICOS

**Yosra Gassara, Oumayma Belguith, Zohra Nouira**

## 1. Caso clínico N °1

### 1.1. Apresentação de um caso [9]

Doente do sexo feminino, 37 anos, consultada no final de 2016, para tratamento de 11 e 21. (Figura 56)

A doente encontra-se em bom estado geral, não é fumadora e o seu consumo de álcool era moderado.

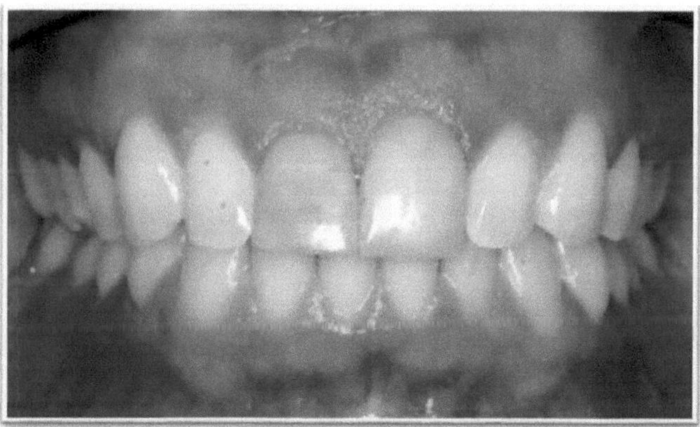

**Figura 56: Situação geral intra-oral na linha de base (2016) [9].**

Em 2013, o paciente sofreu um traumatismo nos dias 11 e 21.

Nessa altura, só foi efectuado tratamento endodôntico no 21. Em 11, nenhum tratamento endodôntico foi indicado pelo seu médico anterior. Ao exame radiográfico, 11 apresentavam cáries radiculares não tratadas associadas a uma obturação de compósito distal defeituosa. Ambos os incisivos centrais tinham restaurações de compósito vestibulares com lesões periapicais. (Fig. 57)

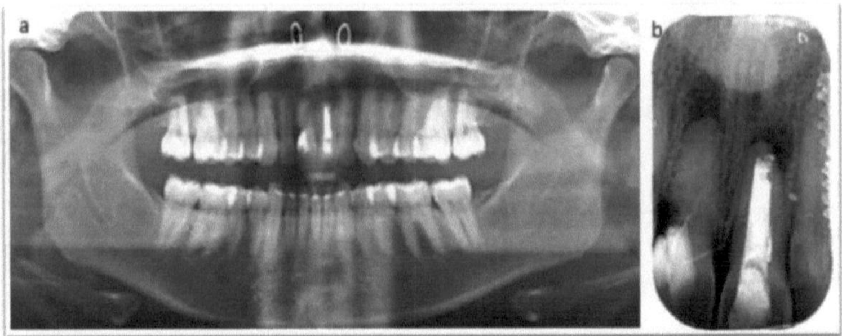

**Figura 57: a) uma radiografia panorâmica na linha de base; b) radiografia retroalveolar em ambos os incisivos mostrando infecções periapicais [9]**

O paciente queixava-se de dor difusa no 11. Ambos os incisivos centrais estavam ligeiramente móveis.

Foi efectuado um exame CBCT adicional. (Figura 58)
O córtex ósseo vestibular de ambos os dentes apresentava duas fenestrações, mas nenhuma deiscência. (Figura 59)

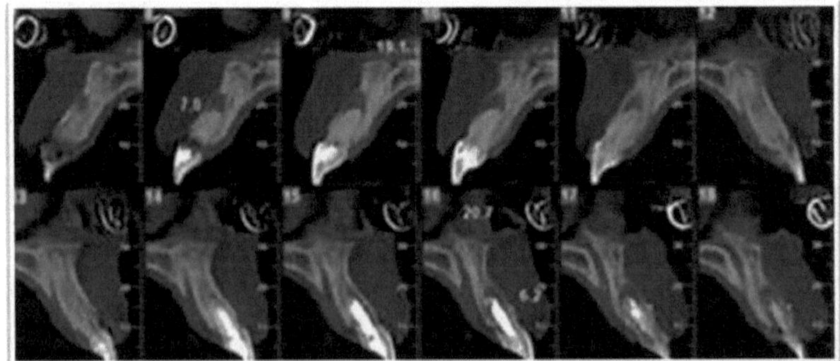

**Figura 58: Avaliação por TCFC dos dentes 11 e 21[9].**

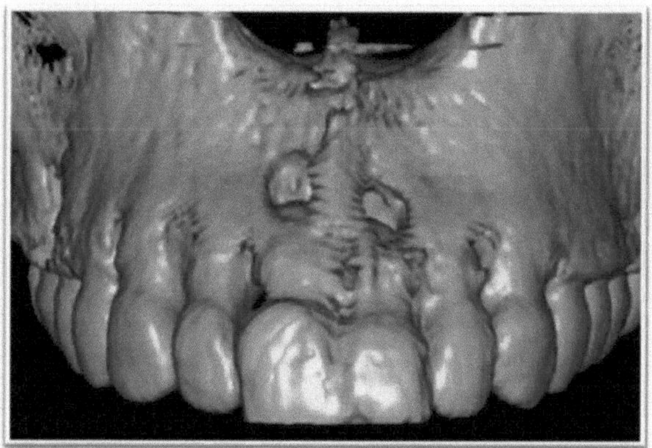

**Figura 59: A presença de janelas nos dois elementos [9].**

Decisão protética: ambos os dentes devem ser extraídos e está indicada a implantação imediata.

## 1.2. Cirurgia e próteses

Sob anestesia local, extração atraumática dos 2 dentes sem levantamento de retalho (Figura 60).

Ambos os quistos foram meticulosamente removidos e os alvéolos foram extensivamente desinfectadas com ozonoterapia. Ambas as fenestrações eram claramente detectáveis.

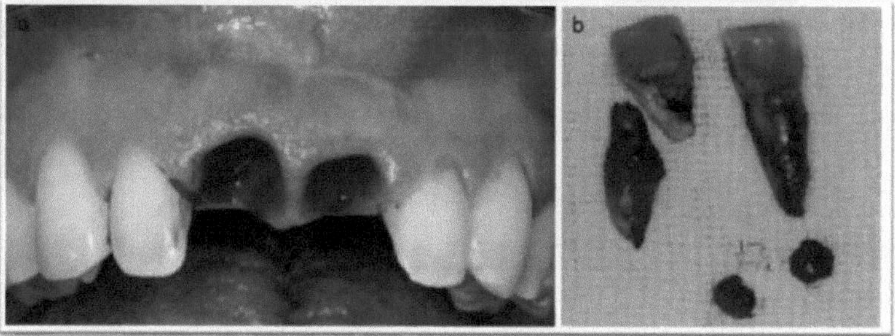

**Figura 60: Dentes extraídos e remoção periapical de quistos[9].**

Foram utilizados dois implantes SDS1.1-4614 idênticos (4,6 × 14 mm).

(Figura 61) Foi aplicado o protocolo de perfuração do sistema de implantes (implantes SDS® - Kreuzlingen, Suíça).

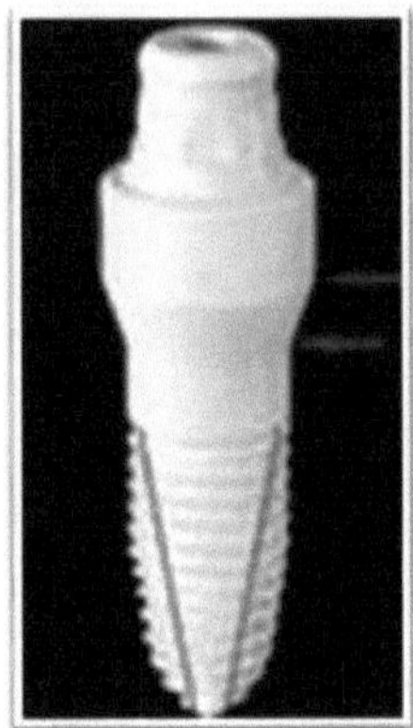

**Figura 61: Um implante SDS1.1-4614 [9].**

As membranas de FRP (fibrina rica em plaquetas) foram preparadas antecipadamente e, antes da aplicação, todas as membranas foram impregnadas com metronidazol em pó (40 mg/ml). (Figura 62)

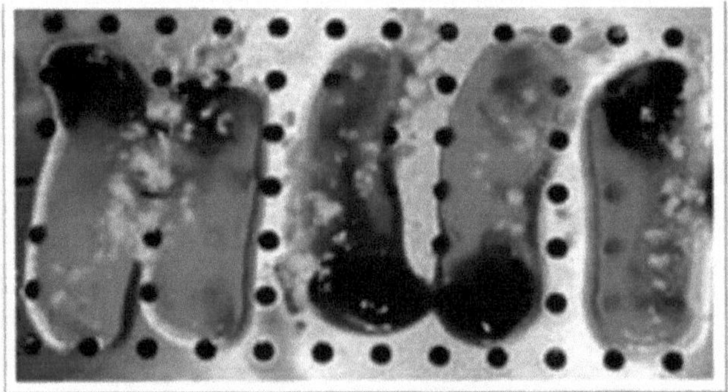

**Figura 62: Membranas de FRP preparadas [9].**

Foi inserida uma membrana PRF na parte apical da osteotomia preparada para preencher a fenestração. Posteriormente, os dois implantes selecionados foram envolvidos com outras membranas PRF previamente preparadas e instalados de acordo com o protocolo SDS. (Figura 63)

Foi alcançada uma boa estabilidade primária em ambos os implantes. Foram administradas injecções locais de Dexamethason (4 mg/ml) para reduzir o edema pós-operatório. Foi prescrito colutório de clorexidina (2 mg/ml) duas vezes por dia durante 10 dias e foi prescrito ibuprofeno (600 mg, máx. 4 vezes por dia) como analgésico.

O doente recebeu vitaminas D3/K2 de suporte (15 pg/75 µg por dia), 1 mês antes da cirurgia e 2 meses após a cirurgia para otimizar a qualidade óssea.

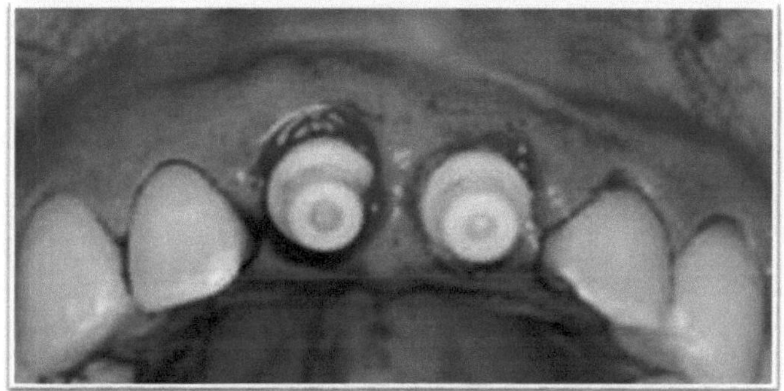

**Figura 63: Implantação imediata dos dois implantes [9].**

Imediatamente após a colocação do implante, foram efectuadas duas coroas provisórias sob oclusão. (Fig. 64)

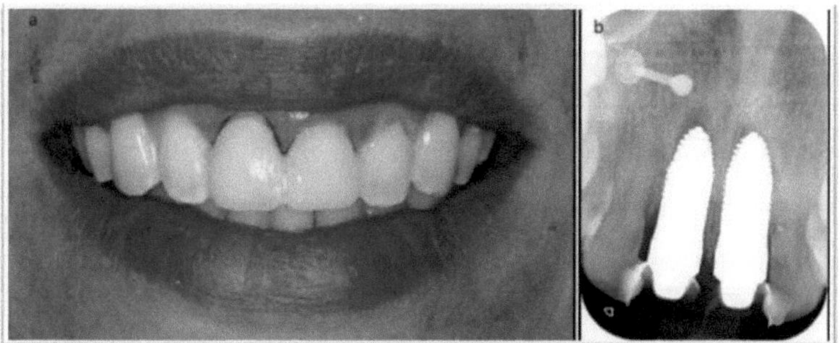

**Figura 64: a) As restaurações provisórias de implantes; b) Radiografia retroalveolar após a colocação do implante e selagem de duas coroas provisórias [9]**

Dois meses após a colocação do implante, foi efectuada a reconstrução dos tecidos moles. Foi colhido um enxerto de tecido conjuntivo do tubérculo distal do 37 e instalado através de uma técnica de tunelização no local do 11. Após a cicatrização do enxerto (duas semanas mais tarde), obteve-se um resultado estético melhorado. (Figura 65)

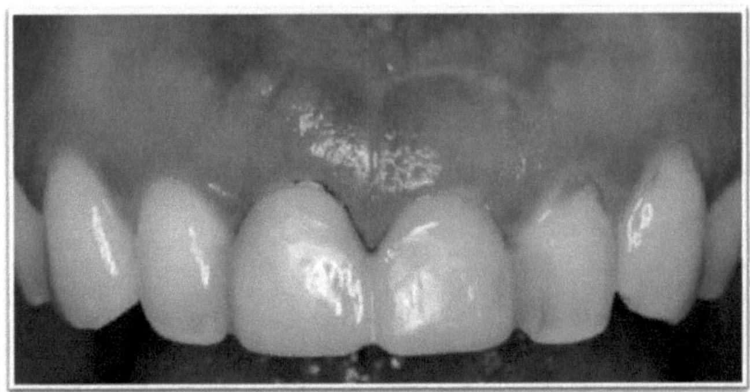

**Figura 65: Situação dos tecidos moles duas semanas após um pequeno enxerto no local de 11 [9]**

Após 4 meses de osseointegração, foi efectuado o procedimento protético final. Primeiro, os 2 pilares foram preparados intra-oralmente com uma broca de diamante (alta velocidade, arrefecimento prolongado). De seguida, a gengiva foi adaptada com laser (Epic Pro®, Biolase, EUA). Finalmente, foi efectuada uma

Foi tirada uma "impressão" digital utilizando um scanner intra-oral 3 Shape® (3 Shape®, Copenhaga, Dinamarca). (Figura 66)

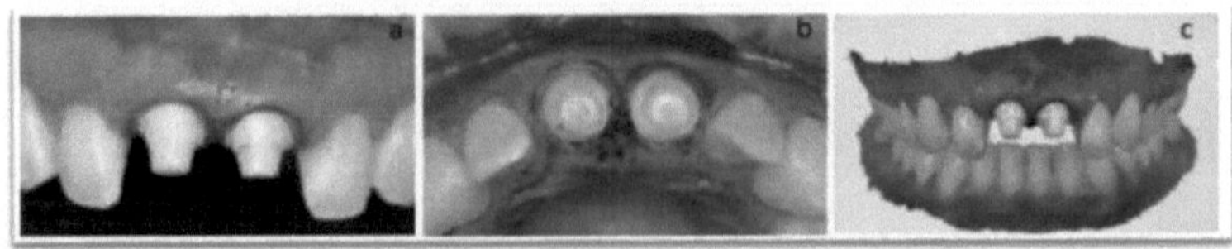


**Figura 66: a) pilares preparados e gengiva corrigida com laser; b) vista oclusal;**

c) situação de digitalização intra-oral [9].

Foram preparadas duas coroas de zircónia revestidas com Emax. Por razões de estabilidade, foi decidido unir as duas coroas (Figura 67).

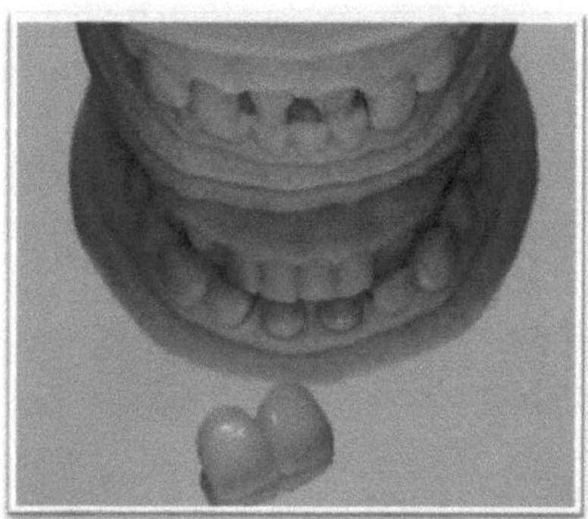

**Figura 67: Modelo 3D e 2 coroas de zircónio [9].**

As coroas finais foram cimentadas com cimento de ionómero de vidro Ketaccem® (3M Espe, Seefeld Alemanha). As radiografias mostraram um excelente ajuste na ligação coroaimplante (Figura 68).

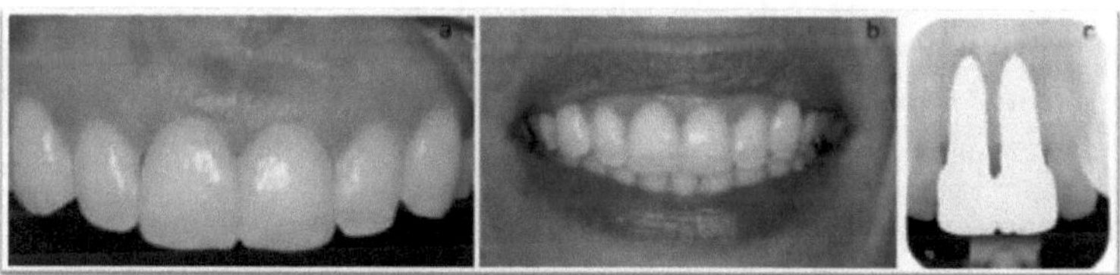

**Figura 68: (a e b) Coroas definitivas cimentadas;**
**(c) Radiografia após a cimentação final da coroa. [9]**

Após 6 meses, o tecido mole estava extremamente saudável e havia um crescimento completo das papilas entre os elementos 12-11, 11-21 e 21-22. A radiografia não mostrou sinais de inflamação ou perda óssea marginal (Figura 69).

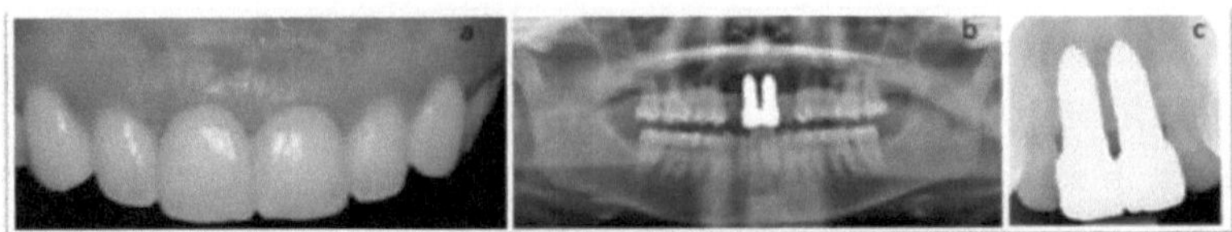


**Figura 69: a) Situação clínica 6 meses depois; b) radiografia panorâmica aos 6 meses; c) radiografia retroalveolar aos 6 meses [9].**

Dois anos após a operação, observou-se uma perfeita integração biológica e estética das duas próteses implanto-suportadas (Figura 70).

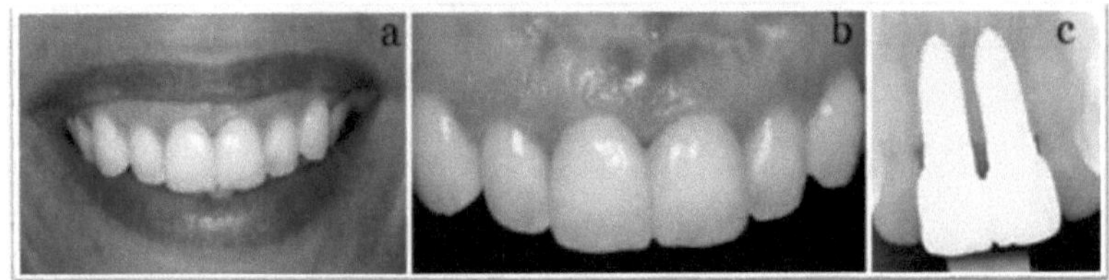


**Figura 70: 14: (a e b) situação clínica dois anos após a implantação; (c) radiografia retroalveolar após dois anos [9]**

## 2. Caso clínico n.º 2

### 2.1. Apresentação de um caso [66]

Um paciente saudável, não fumador, de 40 anos de idade, com um canino de leite persistente e um canino permanente impactado, foi consultado para uma reabilitação estética e funcional definitiva.

O paciente exige uma restauração sem metal.

O canino provisório estava afetado por cáries e apresentava uma ligeira mobilidade, com um mau prognóstico. (Figura 71 e 72)

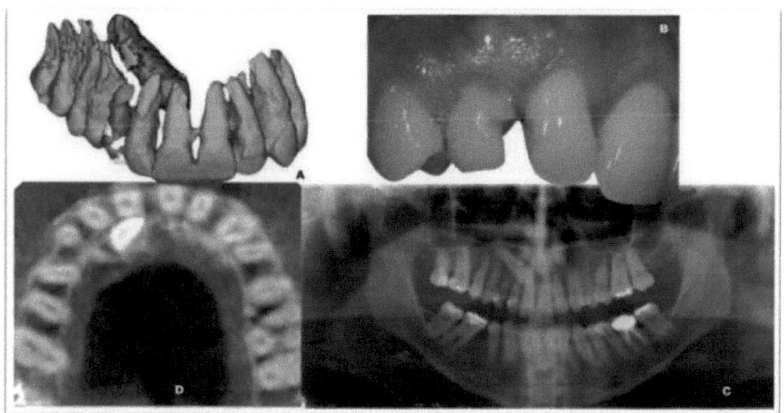

**Figura 71: (A) Vista frontal tridimensional (3D) dos dentes segmentados mostrando a posição palatina do canino impactado em relação aos demais dentes; (B) condição clínica com perda de esmalte devido ao processo de cárie; (C), (D) corte coronal e axial de TCFC confirmando a posição palatina da coroa do canino impactado e sua relação com as raízes dos dentes 11 e 12.[66] Este é um exemplo de vista segmentar dos dentes segmentados.**

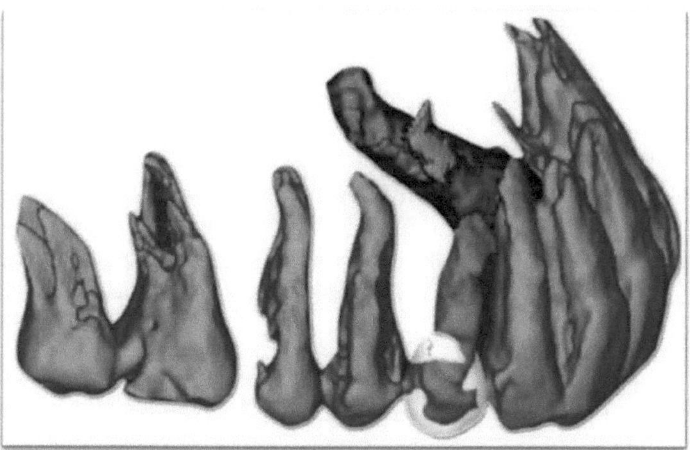

**Figura 72: Vista lateral 3D dos dentes[66].**

O tratamento adotado: extração cirúrgica do canino impactado e, numa segunda fase, extração do dente decíduo e substituição por uma prótese implanto-suportada.

Como o doente insistiu em não utilizar um implante de titânio, optou-se por um implante de zircónio de uma peça (Ceramic Implant Monotype 4.1 - 12mm, Straumann Implant System, Basileia, Suíça).

A extração cirúrgica do canino foi realizada sob anestesia regional, utilizando um instrumento piezoelétrico para reduzir a remoção óssea e o risco de danificar as raízes dos dentes vizinhos.

Após 4 meses de cicatrização, o sítio ósseo foi novamente avaliado através de radiografia retroalveolar. (Figura 73)

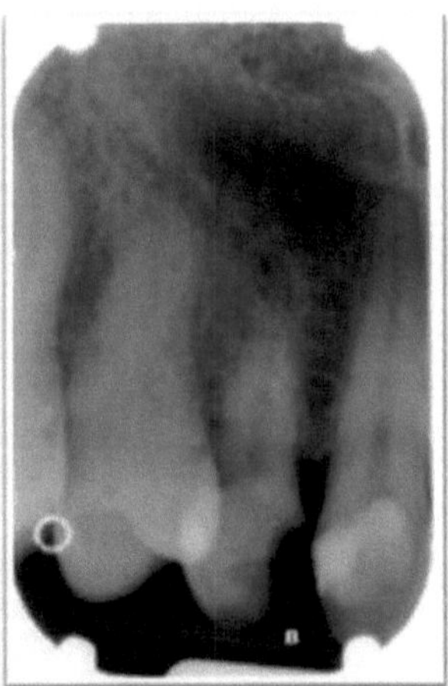

**Figura 73: Radiografia retroalveolar realizada quatro meses após a extração do canino permanente para avaliar a cicatrização óssea[66].**

## 2.2. Cirurgia e próteses

Foi efectuada uma impressão de estudo ótico das arcadas com um scanner intra-oral (IOS).

Os ficheiros STL (Standard Tessellation) das caraterísticas topográficas e superficiais dos dentes e dos tecidos moles obtidos foram utilizados para produzir um wax-up necessário para avaliar a morfologia correta, a dimensão e a posição exacta da coroa protética, uma vez que o espaço oclusal entre os dentes adjacentes tinha sido reduzido.

Para esta análise, ficheiros radiológicos DICOM (Digital Imaging and Communication in Medicine) sobre o estado do osso obtidos por tomografia de feixe cónico, ficheiros STL e exames laboratoriais foram combinados numa plataforma de software, permitindo o planeamento da reabilitação com base em requisitos anatómicos e protéticos.

Uma vez concluída a cicatrização óssea, a extração do canino provisório e a colocação do implante foram realizadas no mesmo ato cirúrgico. Não se tratou de uma verdadeira colocação de implante pós-extração imediata, uma vez que a reabsorção radicular permitiu que o osso preenchesse completamente o espaço alveolar.

Uma vez que se trata de um implante de peça única, foi dada especial atenção à posição do implante, uma vez que o eixo da peça protésica não podia ser corrigido.

Após a passagem da broca piloto, a utilização de um pilar dedicado confirmou a orientação correta da osteotomia, com uma altura adequada do pilar de 4 mm.

O torque de inserção do implante de 65 N/cm permitiu a aplicação de uma coroa estética provisória sem contacto oclusal (Figura 74).

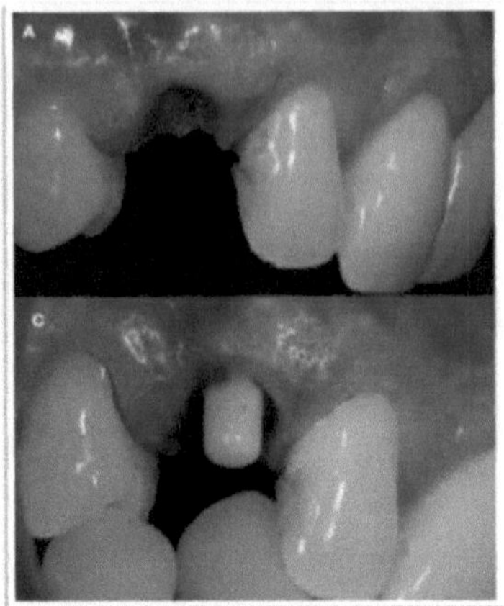
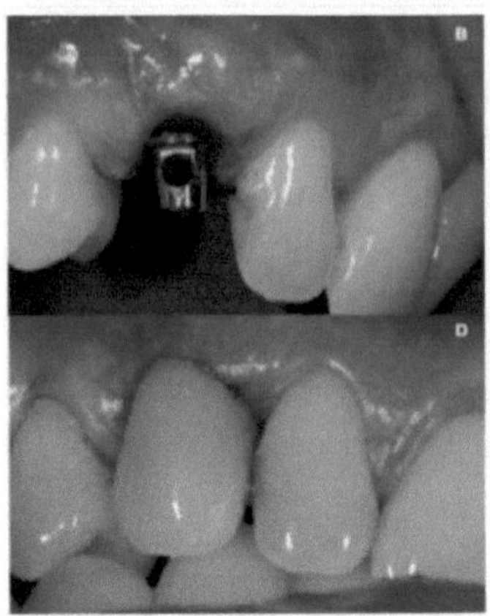

**Figura 74: (A) Extração atraumática de um dente de leite, deixando os tecidos duros e moles intactos; (B) Implante de titânio monobloco servindo de guia; (C) Implante de zircónio monobloco colocado utilizando uma abordagem sem retalho; (D) Restauração provisória imediata entregue no final da cirurgia. [66]**

Após 3 meses, a coroa provisória foi removida e foi efectuada uma moldagem cervical fechada convencional utilizando um material de silicone (Zhermack, Badia Polesine, Rho, Itália). O material de silicone apresenta um corpo leve-pesado adequado para a moldagem de implantes, para estabilizar melhor a transferência de encaixe de poliéter-éter-cetona (PEEK) e reduzir a compressão da mucosa, permitindo uma moldagem mais exacta da zona gengival (figura 75).

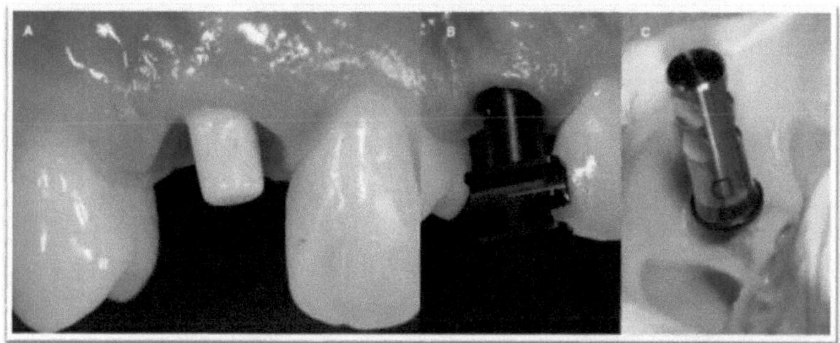

**Figura 75: (A) O tecido mole após um período de cicatrização de três meses; (B) Um transferidor de coping de utilização única para efetuar a impressão final da coroa definitiva; (C) Um análogo de implante de laboratório foi utilizado para moldar o modelo mestre. [66]**

Finalmente, a coroa final de zircónia revestida a cerâmica foi cimentada com um cimento de resina especial, e foi tirada uma radiografia retro-alveolar para confirmar o ajuste protético (Figura 76).

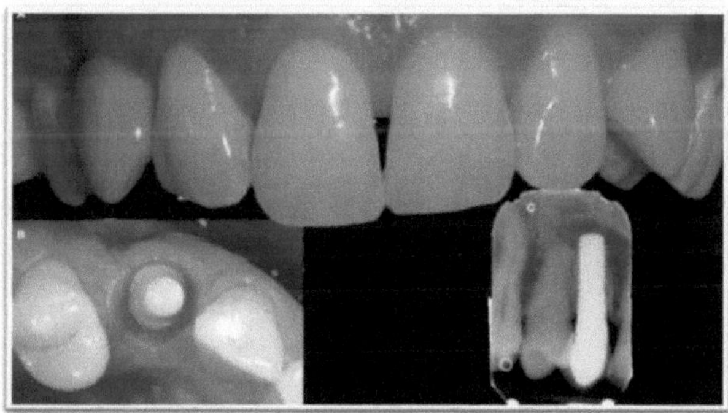

**Figura 76: (A, B) Cimentação da coroa definitiva; (C) A radiografia retroalveolar confirma a integração ideal do implante. [66]**

Os objectivos do tratamento foram alcançados, com uma boa oclusão e uma estética melhorada. O paciente ficou completamente satisfeito. Sete anos após a operação, não foram registadas quaisquer variações clínicas ou radiográficas, com exceção de uma recessão mínima devido a uma escovagem incorrecta (Fig. 77). Não ocorreram fracturas de implantes ou de coroas.

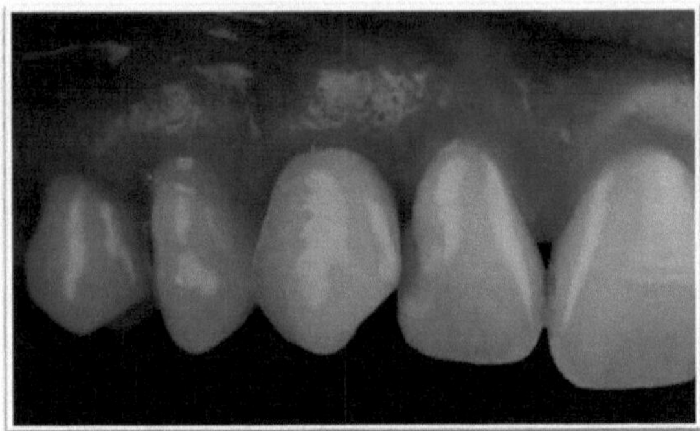

**Figura 77: A imagem monocromática realça a textura do tecido mole e da superfície do esmalte da coroa [66].**

# REFERÊNCIAS

**Yosra Gassara, Oumayma Belguith, Zohra Nouira**

## Referências

1. **Ahmed NA, Jacob CA, Nittla PP.**

Colocação imediata de implantes de zircónia em dentes com lesões periapicais: relato de um caso.

*J Clin Diagn Res 2017;11(3):26-8.*

2. **Al-Zordk W, Ghazy M, El-Anwar M.**

Análise de tensões em torno de implantes de zircónio e titânio de diâmetro reduzido com e sem microtrincas no pescoço: Análise experimental e de elementos finitos.

*Int J Oral Maxillofac Implants 2020;35(2):305-12.*

3. **ArRejaie AS, Al-Hamdan RS, Basunbul GI, Abduljabbar T, Al-Aali KA, Labban N.**

Desempenho clínico dos implantes dentários de zircónia de uma só peça: Uma revisão sistemática.

*J Investig Clin Dent 2019;10(2):e12384.*

4. **Bajoghli F, Amjadi M, Akouchekian M, Narimani T.**

Fugas bacterianas e microgap ao longo da ligação implante-pilar em três sistemas de implantes diferentes.

*Int J Adv Biotechnol Res 2016;7(4):1284-90.*

5. **Balmer M, Spies BC, Kohal RJ, Hammerle CH, Vach K, Jung RE.**

Implantes de zircónia restaurados com coroas unitárias ou próteses dentárias fixas: resultados de 5 anos de uma investigação de coorte prospetiva.

*Clin Oral Implants Res 2020;31(5):452-62.*

6. **Barão VAR, Ramachandran RA, Matos AO et al.**

Previsão dos processos de tribocorrosão em implantes dentários à base de titânio utilizando a técnica de emissão acústica: Resultados iniciais.

*Mater Sci Eng C Mater Biol Appl 2021;123:112000.*

7. **Behneke A, Burwinkel M, Behneke N.**

Factores que influenciam a precisão da transferência da colocação de implantes com base em modelos derivados de TC de feixe cónico.

*Clin Oral Implants Res 2012;23(4):416-23.*

8. **Bethke A, Pieralli S, Kohal RJ, et al.**

Resistência à fratura de implantes orais de zircónia in vitro: Uma revisão sistemática e meta-análise.

*Materiais 2020;13(3):e562.*

9. **Bollen C.**

Substituição de 2 incisivos por implantes de zircónia: Um relato de caso alargado.

*J Dent Rep 2020;1(1):1-8.*

10. **Burkhardt F, Harlass M, Adolfsson E, Vach K, Spies BC, Kohal RJ.** Um novo compósito à base de zircónia apresenta-se como um material resistente ao envelhecimento para implantes cerâmicos de diâmetro estreito.

*Materiais 2021;14(9):2151.*

11. **Buser D, Sennerby L, De Bruyn H.**

Implantologia moderna baseada na osseointegração: 50 anos de progresso, tendências actuais e questões em aberto.

*Periodontol 2000. 2017;73(1):7-21.*

12. **Cionca N, Hashim D, Mombelli A.**

Implantes dentários de zircónio: onde estamos agora e para onde vamos?

*Periodontol 2000 2017;73(1):241-58.*

13. **Clark D, Barbu H, Lorean A, Mijiritsky E, Levin L.**

Achados incidentais de complicações de implantes em TCFCs pós-implante: Um estudo transversal.

*Clin Implant Dent Relat Res 2017;19(5):776-82.*

14. **Colat-Parros J, Jordana F.**

Dispositivos médicos de odontologia.

*26ème Journées nationales sur les Dispositifs médicaux -Bordeaux, 2016.*

15. **Comisso I, Arias-Herrera S, Gupta S.**

Implantes de dióxido de zircónio como alternativa ao titânio: Uma revisão sistemática.

*J Clin Exp Dent 2021;13(5):511-9.*

16. **Czochrowska EM, Stenvik A, Album B, Zachrisson BU.** Autotransplante

de pré-molares para substituir incisivos superiores: Acomparação com incisivos naturais.
*Am J Orthod Dentofacial Orthop 2000;118(6):592-600.*

**17. Davarpanah K, Demurashvili G, Daas M et al.**
Implantologia assistida por computador.
*Rev Stomatol Chir Maxillofac 2012;113(4):259-75.*

**18. Degidi M, Artese L, Scarano A, Perrotti V, Gehrke P, Piattelli A.** Infiltrado inflamatório, densidade de microvasos, expressão de óxido nítrico sintase, expressão do fator de crescimento endotelial vascular e atividade proliferativa nos tecidos moles peri-implantares em torno de capas de cicatrização de titânio e óxido de zircónio.
*J Periodontol 2006;77(1):73-80.*

**19. Di Giacomo GA, da Silva JV, da Silva AM, Paschoal GH, Cury PR, Szarf G.**
Precisão e complicações de guias cirúrgicos de sinterização selectiva a laser concebidos por computador para colocação de implantes dentários sem retalho e instalação de próteses definitivas imediatas.
*J Periodontol 2012;83(4):410-9.*

**20. Dreiseidler T, Neugebauer J, Ritter L et al.**
Precisão de um sistema integrado recentemente desenvolvido para o planeamento de implantes dentários. *Clin Oral Implants Res 2009;20(11):1191-9.*

**21. Ebenezer S, Kumar VV, Thor A.**
Noções básicas de implantologia dentária para o cirurgião oral.
*Oral Maxillofac Surg Clin 2021:385-405.*

**22. Edelmann C, Wetzel M, Knipper A, Luthardt RG, Schnutenhaus S.**
Precisão da navegação dinâmica assistida por computador na colocação de implantes com uma abordagem totalmente digital: um ensaio clínico prospetivo.
*J Clin Med 2021;10(9):1808.*

**23. Fang Y, An X, Jeong SM, Choi BH.**
Precisão da colocação de implantes guiada por computador em regiões anteriores.
*J Prosthet Dent 2019;121(5):836-42.*

**24. Frigan K, Chevalier J, Zhang F, Spies BC.**
Um implante dentário de zircónio é seguro quando está disponível no mercado?
*Ceramics. 2019;2(4):568-77.*

**25. Fürhauser R, Mailath-Pokorny G, Haas R, Busenlechner D, Watzek G,**

**Pommer B.**

Estética de implantes unitários sem retalho na maxila anterior utilizando cirurgia guiada: Associação entre a precisão tridimensional e a pontuação estética rosa.

*Clin Implant Dent Relat Res 2015;17:427-33.*

**26. Gaêta-Araujo H, Oliveira-Santos N, Mancini AXM, Oliveira ML, Oliveira- Santos C.**

Avaliação retrospetiva de perfurações de estruturas anatómicas relevantes relacionadas com implantes dentários e espaçamento inadequado entre implantes/dentes através de tomografia computorizada de feixe cónico.

*Clin Oral Investig 2020;24(9):3281-8.*

**27. Goudot P, Lacoste JP.**

Guia prático de implantologia.

*Paris : Elsevier Health Sciences, 2013.*

**28. Hafezeqoran A, Koodaryan R.**

Efeito das superfícies dos implantes dentários de zircónia na integração óssea: revisão sistemática e meta-análise.

*Biomed Res Int 2017;2017:9246721.*

**29. Hameed HA, Hasan HA, Alam MK.**

Avaliação do comportamento de corrosão através da medição da densidade de corrente de passivação de implantes dentários revestidos com materiais biocerâmicos.

*Biomed Res Int 2021;2021:9934073.*

**30. Hanawa T.**

Zircónia versus titânio em medicina dentária: Uma revisão.Dent Mater *J 2020;39(1):24-36.*

**31. Haro Adánez M, Nishihara H, Att W.**

Uma revisão sistemática e meta-análise sobre o resultado clínico do complexo de restauração com implantes de zircónia.

*J Prosthodont Res 2018;62(4):397-406.*

**32. Hashim D, Cionca N, Courvoisier DS, Mombelli A.**

Uma revisão sistemática da sobrevivência clínica dos implantes de zircónia.

*Clin Oral Investig 2016;20(7):1403-17.*

**33. Jakubowicz-Kohen B, Szmukler-Moncler S, Davarpanah M et al.**

Morfologia e diâmetro do implante.

*Paris : EID, 2021.*

**34. Jemt T.**

Regeneração das papilas gengivais após tratamento com um único implante.

*Int J Periodontics Restorative Dent 1997;17(4):326-33.*

**35. Jorba-García A, González-Barnadas A, Camps-Font O, Figueiredo R, Valmaseda-Castellón E.**

Avaliação da precisão da colocação dinâmica de implantes assistida por computador: uma revisão sistemática e meta-análise.

*Clin Oral Investig 2021;25(5):2479-94.*

**36. Jung RE, Grohmann P, Sailer I, et al.**

Avaliação de um implante cerâmico de uma só peça utilizado para substituição de um só dente e próteses parciais fixas de três unidades: um ensaio clínico de coorte prospetivo.

*Clin Oral Implants Res 2016;27(7):751-61.*

**37. Kaneko H, Sasaki H, Honma S et al.**

Influência do revestimento fino de apatite contendo carbonato com o método do precursor molecular da zircónia na resposta de células semelhantes a osteoblastos.

*Dent Mater J 2014;33(1):39-47.*

**38. Kim KT, Eo MY, Nguyen TT, Kim SM.**

Revisão geral da toxicidade do titânio.

*Int J Implant Dent 2019;5(1):10.*

**39. Kniha K, Bock A, Peters F, et al.**

Aspectos estéticos dos implantes de coroa unitária maxilar adjacente - influência da zircónia e do titânio como materiais de implante.

*Int J Oral Maxillofac Surg 2020;49(11):1489-96.*

**40. Kniha K, Kniha H, Grunert I, Edelhoff D, Holzle F, Modabber A.**

Avaliação estética de implantes de zircónio de dente único maxilar na zona estética.

*Int J Periodontics Restorative Dent 2019;39(5):195-201.*

**41. Kohal RJ, Spies BC, Vach K, Balmer M, Pieralli S.**

Uma investigação de coorte clínica prospetiva sobre implantes de zircónia: Resultados de 5 anos.

*J Clin Med 2020;9(8):2585.*

**42. Kubasiewicz-Ross P, Dominiak M, Gedrange T, Botzenhart UU.**

Zircónio: O material do futuro na implantologia moderna.

*Adv Clin Exp Med 2017;26(3):533-7.*

**43. Kühl S, Zürcher S, Mahid T, Müller-Gerbl M, Filippi A, Cattin P.**
Precisão da cirurgia de implantes totalmente guiada vs. semi-guiada.
*Clin Oral Implants Res 2013;24(7):763-9.*

**44. Kunavisarut C, Buranajanyakul L, Kitisubkanchana J, Pumpaluk P.A**
Estudo-piloto de implantes cerâmicos de peça única de pequeno diâmetro colocados em regiões anteriores: resultados clínicos e estéticos no seguimento de 1 ano. *Int J Oral Maxillofac Implants 2020;35(5):965-73.*

**45. Liñares A, Grize L, Muñoz F, et al.**
Avaliação histológica dos tecidos duros e moles que envolvem um implante de cerâmica nova: um estudo piloto no minipig.
*J Clin Periodontol 2016;43(6):538-46.*

**46. Misch CE, Perel ML, Wang HL et al.**
Sucesso, sobrevivência e fracasso dos implantes: a Conferência de Consenso de Pisa do Congresso Internacional de Implantologistas Orais (ICOI).
*Implant Dent 2008;17(1):5-15.*

**47. Nishihara H, Haro Adanez M, Att W.**
Estado atual dos implantes de zircónia em medicina dentária: Testes pré-clínicos.
*J Prosthodont Res 2019;63(1):1-14.*

**48. Nueesch R, Martin S, Rohr N, Fischer J.**
Investigações in vitro numa abordagem biomimética para restaurar implantes de zircónia de peça única. *Materiais 2021;14(16):4361.*

**49. Oda Y, Miura T, Mori G, et al.**
Adesão de estreptococos ao titânio e à zircónia.
*PLoS One 2020;15(6):e0234524.*

**50. rban K, Varga E, Windisch P, Braunitzer G, Molnar B.** Exatidão da colocação de implantes semi-guiados com inserção manual ou por máquina: um estudo clínico prospetivo e aleatório.
*Clin Oral Investig 2022;26(1):1035-43.*

**51. Ozan O, Orhan K, Turkyilmaz I.**
Correlação entre a densidade óssea e o desvio angular de implantes colocados com guias cirúrgicos gerados por TC.
*J Craniofac Surg 2011;22(5):1755-61.*

**52. Ozan O, Turkyilmaz I, Ersoy AE, McGlumphy EA, Rosenstiel SF.**
Precisão clínica de 3 tipos diferentes de guias cirúrgicos estereolitográficos derivados de tomografia computorizada na colocação de implantes.
*J Oral Maxillofac Surg 2009;67(2):394-401.*

**53. Pettersson A, Komiyama A, Hultin M, Nasstrom K, Klinge B.** Precisão da cirurgia de implantes virtualmente planeada e guiada por modelos em pacientes edêntulos.
*Clin Implant Dent Relat Res 2012;14(4):527-37.*

**54. Piconi C, Rimondini L, Cerroni L.**
A Zircónia em Odontoiatria.
*Itália : Elsevier Masson, 2015.*

**55. Pieralli S, Kohal RJ, Jung RE, Vach K, Spies BC.**
Resultados clínicos dos implantes dentários de zircónia: Uma revisão sistemática.
*J Dent Res 2017;96(1):38-46.*

**56. Pol CW, Raghoebar GM, Maragkou Z, Cune MS, Meijer HJ.**
Restaurações suportadas por implantes em molares unitários de zircónia completa com pilares de canal de parafuso angulado: Um estudo de série de casos prospetivo de 1 ano.
*Clin Implant Dent Relat Res 2020;22(1):138-44.*

**57. Reveron H, Fornabaio M, Palmero P et al.**
Para compósitos de longa duração à base de zircónia para implantes dentários: plasticidade induzida por transformação e suas consequências na fiabilidade da cerâmica.
*Ata Biomater 2017;48:423-32.*

**58. Roehling S, Astasov-Frauenhoffer M, Hauser-Gerspach I, et al.**
Formação de biofilme in vitro em superfícies de implantes de titânio e zircónia.
*J Periodontol 2017;88(3):298-307.*

**59. Roehling S, Schlegel KA, Woelfler H, Gahlert M.**
Desempenho e resultados dos implantes dentários de zircónia em estudos clínicos: Uma meta-análise.
*Clin Oral Implants Res 2018;29:135-53.*

**60. Romanos GE, Delgado-Ruiz R, Sculean A.**
Conceitos para a prevenção de complicações na terapia com implantes.
*Periodontol 2000 2019;81(1):7-17.*

**61. Ruiz Henao PA, Caneiro Queija L, Mareque S, Tasende Pereira A,Liñares González A, Blanco Carrión J.**
Implantes dentários unitários de titânio vs. cerâmica na maxila anterior: um ensaio clínico aleatório de 12 meses.
*Clin Oral Implants Res 2021;32(8):951-61.*
**62. Sadowsky SJ.**
A Zircónia fez uma diferença material na prótese sobre implantes? Areview. *Dent Mater 2020;36(1):1-8.*
**63. Saito H, Aichelmann-Reidy MB, Oates TW.**
Avanços na terapia com implantes na América do Norte: Melhores resultados e aplicação na dentição comprometida.
*Periodontol 2000 2020;82(1):225-37.*
**64. Sanon C.**
Luz sobre o zircónio 3Y-TZP utilizado em implantologia oral: Estudo da relação entre a microestrutura e a durabilidade [Tese].
*Lyon : Ecole Doctorale Matériaux de Lyon, 2014.*
**65. Sarhan MM, Khamis MM, El-Sharkawy AM.**
Avaliação da exatidão da colocação de implantes utilizando guias cirúrgicas totalmente guiadas versus guias parcialmente guiadas com suporte de tecido com orifícios de guia cilíndricos versus em forma de C: Um estudo clínico de boca dividida.
*J Prosthet Dent 2021;125(4):620-27.*
**66. Scaringi R, Nannelli M, Franchina A, et al.**
Reabilitação protética completa sobre implantes de zircónia com tecnologia CADZCAM após um planeamento digital preciso. um relatório de caso.
*Int J Environ Res Public Health 2021;18(15):7998.*
**67. Schnutenhaus S, Edelmann C, Knipper A, Luthardt RG.**
Exatidão da colocação dinâmica de implantes assistida por computador: Uma revisão sistemática e meta-análise de estudos clínicos e in vitro.
*J Clin Med. 2021;10(4):704.*
**68. Schnutenhaus S, Knipper A, Wetzel M, Edelmann C, Luthardt R.**Precisão da navegação dinâmica assistida por computador em função de diferentes sistemas de referência intra-orais: Um estudo in vitro.
*Int J Environ Res Public Health 2021;18(6):3244.*

**69. Schünemann FH, Galárraga-Vinueza ME, Magini R et al.**
Modificações da superfície da zircónia para implantologia.
*Mater Sci Eng C Mater Biol Appl 2019;98:1294-305.*
**70. Schwarz F, Derks J, Monje A, Wang HL.**
Peri-implantite.
*J Periodontol 2018;89:267-90.*
**71. Sikora CL, Alfaro MF, Yuan JCC, Barao VA, Sukotjo C, MathewMT.**
Interações de desgaste e corrosão na interface Titânio-Zircónia: Aplicação em implantes dentários.
*J Prosthodont 2018;27(9):842-52.*
**72. Sivaraman K, Chopra A, Narayan AI, Balakrishnan D.**
Será a zircónia uma alternativa viável ao titânio para implantes orais? Uma revisão crítica. *J Prosthodont Res 2018;62(2):121-33.*
**73. Steyer E, Herber V, Koller M, et al.**
Restauração imediata de implantes de zircónia de peça única: Uma série de casos prospectivos - resultados a longo prazo após 11 anos de função clínica.
*Materiais 2021;14(22):6738.*
**74. Suárez-López del Amo F, Garaicoa-Pazmiño C, Fretwurst T,Castilho RM, Squarize CH.**
Libertação de partículas de titânio associada a implantes dentários: Uma revisão sistemática.
*Clin Oral Implants Res 2018;29(11):1085-100.*
**75. Suksod N, Kunavisarut C, Kitisubkanchana J.**
Precisão da implantação guiada por computador na colocação de implantes dentários cerâmicos de peça única na região anterior: Um estudo clínico prospetivo.
*PLoS One 2020;15(9):e0237229.*
**76. Tahmaseb A, Wismeijer D, Coucke W, Derksen W.**
Aplicações de tecnologia informática em implantologia cirúrgica: Uma revisão sistemática.
*Int J Oral Maxillofac Implants 2014;29:25-42.*
**77. Talmazov G, Veilleux N, Abdulmajeed A, Bencharit S.**
Análise de elementos finitos de um implante de zircónia de peça única em aplicações de implantes anteriores de um único dente.

*PLoS One 2020;15(2):e0229360.*

**78. Tawil G, Tawil P, Irani C.**

Implante de zircónio como alternativa ao implante de titânio num caso de alergia ao titânio tipo IV: relato de caso.

*Int J Oral Maxillofac Implants 2020;35(3):639-44.*

**79. Taylor TD, Klotz MW, Lawton RA.**

Tatuagem de titânio associada a pilares de implantes de zircónia: relato clínico de dois casos.

*Int J Oral Maxillofac Implants 2014;29(4):958-60.*

**80. Thoma DS, Lim HC, Paeng KW, Jung UW, Hammerle CH, Jung RE.**Integração tecidular de implantes de zircónia e titânio com e sem defeitos de deiscência bucal - Um estudo pré-clínico histológico e radiográfico.

*Clin Oral Implants Res 2019;30(7):660-9.*

**81. Valentini X, Deneufbourg P, Paci P et al.**

Alterações morfológicas induzidas pela exposição a nanopartículas de TiO2 em culturas primárias de neurónios corticais e no cérebro de ratos.

*Toxicol Rep 2018;5:878-89.*

**82. Vercruyssen M, De Laat A, Coucke W, Quirynen M.**

Um RCT que compara as variáveis de resultados centrados no paciente da cirurgia guiada (suportada por osso ou mucosa) com a colocação convencional de implantes.

*J Clin Periodontol 2014;41(7):724-32.*

**83. Vercruyssen M, Hultin M, Van Assche N, Svensson K, Naert I,Quirynen M.**

Cirurgia guiada: Exatidão e eficácia.

*Periodontol 2000 2014;66(1):228-46.*

**84. Vilor-Fernandez M, Garcia-De-La-Fuente AM, Marichalar-MendiaX, Estefania-Fresco R, Aguirre-Zorzano LA.**

Restauração de um único dente na zona estética maxilar utilizando um implante cerâmico de peça única com 1 ano de seguimento: série de casos.

*Int J Implant Dent 2021;7(1):26.*

**85. Wang M, Zhang S, Chen L, Zou H, Wang Y, Xia H.**

Resposta precoce dos tecidos moles a pilares de cicatrização de óxido de zircónio e titânio in vivo: um estudo em cães.

*BMC Oral Health 2021;21(1):416.*

**86. Weerapong K, Sirimongkolwattana S, Sastraruji T, KhongkhunthianP.**

Estudo comparativo da carga imediata em implantes dentários curtos e implantes dentários convencionais na mandíbula posterior: Um ensaio clínico aleatório.

*Int J Oral Maxillofac Implants 2019;34(1):141-49.*

**87. Yoshinari M.**

Perspectivas futuras da zircónia para implantes orais - Uma revisão.

*Dent Mater J 2020;39(1):37-45.*

**88. Zeman T, Loh EW, Cierný D, Serý O.**

Penetração, distribuição e toxicidade cerebral de nanopartículas de titânio no corpo de roedores: Uma revisão.

*IET Nanobiotechnol 2018;12(6):695-700.*

**89. Zhang Y, Lawn BR.**

Novos materiais de zircónia em medicina dentária.

*J Dent Res 2018;97(2):140-7.*

**90. 3Dcelo.**

Prótese fixa implantada e prótese transexual [Em linha]. *Disponível a partir do URL : https://www.3dcelo.com/prothese-fixee-implantaire-prothese-transvissee/*

**91. Ammar M, Azoulay MH, Bessade J et al.**

Concurso inter D.U. de implantologia (2e volet) [En Ligne].

*Disponível a partir do URL: https://docplayer.fr/storage/108/183615274/ 1646243799/_bsIlNkTnJqEV qp7SwcazA/183615274.pdf*

**92. Centro de Ortodontia e Implantologia Ruthernois.**

Os implantes dentários [En Ligne].

*Disponível a partir do URL: https://www.orthodontie-rodez.fr/implants-dentaires/*

**93. Tribuna dentária.**

Monotipo de implante cerâmico Straumann PURE [Em linha]. *Disponível a partir do URL: https://www. dental- tribune. com/c/straumann/prod/straumann-pure-ceramic-implant-monotype/*

**94. Eppe P.**

Os implantes em zircónio, o futuro da implantologia? [Em linha]. *Disponível a partir do URL: https://www.biodenth.be/sites/default/files/les_implants_en_zircone.pdf*

**95. Petrungaro PS.**

Inside dentistry implantes de zircónio na zona estética [En Ligne]. *Disponível a partir do*

*URL: https://www.aegisdentalnetwork.com/id/2019/03/zirconia-implants-in- the-esthetic-zone*

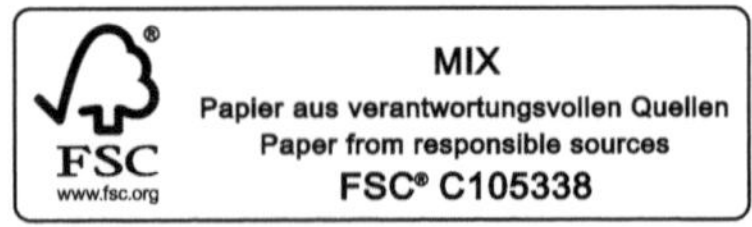


Printed by Books on Demand GmbH, Norderstedt / Germany